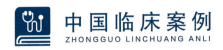

中国临床案例
ZHONGGUO LINCHUANG ANLI

膀胱前列腺肾脏肿瘤案例精选

主编　姚旭东　邢念增　林天歆

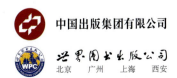

中国出版集团有限公司

世界图书出版公司
北京　广州　上海　西安

图书在版编目（CIP）数据

膀胱前列腺肾脏肿瘤案例精选 / 姚旭东，邢念增，
林天歆主编 .-- 北京：世界图书出版有限公司北京分公
司，2025.3.--ISBN 978-7-5232-2092-4

Ⅰ . R737

中国国家版本馆 CIP 数据核字第 2025NY3789 号

书　　名	膀胱前列腺肾脏肿瘤案例精选	
	PANGGUANG QIANLIEXIAN SHENZANG ZHONGLIU ANLI JINGXUAN	
主　　编	姚旭东　邢念增　林天歆	
总 策 划	吴　迪	
责任编辑	张绪瑞	
特约编辑	付春艳	
出版发行	世界图书出版有限公司北京分公司	
地　　址	北京市东城区朝内大街 137 号	
邮　　编	100010	
电　　话	010-64033507（总编室）　0431-80787855　13894825720（售后）	
网　　址	http://www.wpcbj.com.cn	
邮　　箱	wpcbjst@vip.163.com	
销　　售	新华书店及各大平台	
印　　刷	长春市印尚印务有限公司	
开　　本	787 mm×1092 mm　1/16	
印　　张	12	
字　　数	211 千字	
版　　次	2025 年 3 月第 1 版	
印　　次	2025 年 3 月第 1 次印刷	
国际书号	ISBN 978-7-5232-2092-4	
定　　价	178.00 元	

《膀胱前列腺肾脏肿瘤案例精选》
编委会

主　编

姚旭东　上海市第十人民医院
邢念增　中国医学科学院肿瘤医院
林天歆　中山大学附属第五医院

副主编

许云飞　上海市第十人民医院
彭　波　上海市第十人民医院

编　委
（按姓氏笔画排序）

于　洋　上海市第十人民医院
车建平　上海市第十人民医院
毛士玉　上海市第十人民医院
艾麦提阿吉·喀迪尔　上海市第十人民医院
刘晟骅　复旦大学附属华山医院
许天源　上海市第十人民医院
李　伟　上海市第十人民医院
杨　斌　上海市第十人民医院
张文涛　上海市第十人民医院
张俊峰　上海市第十人民医院

陈祎骉　上海市第十人民医院
罗　明　上海市第十人民医院
耿　江　上海市第十人民医院
顾闻宇　上海市第十人民医院
郭长城　上海市第十人民医院
鄢　阳　上海市第十人民医院

编辑秘书

李　伟　上海市第十人民医院

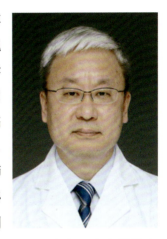

　　姚旭东，医学博士，主任医师，同济大学教授，博士研究生导师，上海市第十人民医院泌尿外科主任。现任中华医学会泌尿外科学分会肿瘤学组委员，中华医学会肿瘤学分会泌尿学组委员，国家癌症中心国家肿瘤质控中心前列腺癌、膀胱癌质控专家委员会委员，中国临床肿瘤学会（CSCO）尿路上皮癌专家委员会常务委员、前列腺癌专家委员会委员，中国医师协会泌尿外科医师分会委员、膀胱癌专病协作组委员，上海市医师协会泌尿外科医师分会副会长，上海市医学会男科专科分会副主任委员，上海市抗癌协会泌尿肿瘤专业委员会副主任委员，上海市医疗事故技术鉴定委员会专家，上海市自然科学基金委员会评审专家，美国泌尿外科协会国际委员，欧洲泌尿外科协会委员，《中华泌尿外科杂志》常务编委，JCO 中国版杂志编委。2024 年上海市医务工匠，上海市仁心医者。

　　专业方向为泌尿生殖系统肿瘤的诊断与综合治疗。擅长前列腺癌、膀胱肿瘤、肾肿瘤的腹腔镜和开放手术治疗及保留脏器功能与尿路重建的手术。承担国家重点研发计划子课题、国家自然科学基金委员会重大项目分课题各 1 项，国家自然科学基金面上项目资助 2 项，局级等各类基金资助 7 项。发表论文 210 余篇，其中 SCI 文章 143 篇、中华杂志论文 60 余篇。参与著作编写 7 本，参与或第一完成国家级和省部级科技进步奖 9 项。

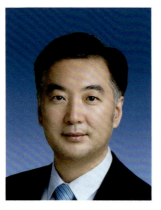

　　邢念增，医学博士，主任医师，博士研究生及博士后导师，外科领域医学专家，全国人大代表，国家癌症中心 / 中国医学科学院肿瘤医院副院长。兼任中国医师协会泌尿外科医师分会会长，北京医学会泌尿外科分会候任主任委员，中华医学会泌尿外科分会委员兼副秘书长，全球华人医师协会理事兼泌尿分会副会长，中国抗癌学会常务委员，中国抗癌学会泌尿肿瘤专业委员会副主任委员兼秘书长，中国医院协会常务理事，亚洲机器人泌尿外科学会委员。*Uro Precison* 杂志主编，《中华医学杂志》《中华腔镜泌尿外科杂志》副总编，《中华泌尿外科杂志》常务编委，*Journal of Urology* 杂志编委，《中华肿瘤杂志》编委等职务。

　　获得"百千万人才工程"国家级人才、国家"有突出贡献中青年专家""国之名医""吴杨奖"等荣誉，享受国务院政府特殊津贴。主要研究方向为泌尿及男性生殖系统肿瘤，尤其擅长泌尿系肿瘤的诊治及泌尿外科微创手术，其多项技术处于国内或国际先进水平。国内外发表学术论文 380 余篇，其中 SCI 130 余篇，获省部级以上科技奖 10 余项。

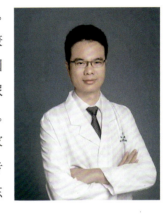

　　林天歆，一级主任医师，二级教授，博士生导师。现任中山大学副校长，中山大学附属第五医院院长。兼任中华医学会泌尿外科学分会常务委员、秘书长，中国医师协会泌尿外科医师分会副会长，广东省医学会泌尿外科学分会主任委员，《中华泌尿外科杂志》副总编辑。曾荣获全国创新争优奖、吴阶平泌尿外科医学奖、国家杰出青年科学基金，有国家卫生健康突出贡献中青年专家、中组部中青年科技创新领军人才（万人计划）、广东省医学领军人才等称号。

　　临床擅长泌尿系统肿瘤微创诊治，尤其在膀胱癌、前列腺癌的腹腔镜和机器人辅助腹腔镜治疗方面有较高造诣。在表观遗传调控与肿瘤微环境调控膀胱癌、前列腺癌进展、转移机制等研究领域成果突出。自 2005 年起承担各类科研基金 30 项，包括国家重点研发计划，2030 国家重大专项（四大慢病），国家杰出青年科学基金项目，国家自然科学基金重大、重点项目等，先后在 *Cell*、*Science*、*Lance Oncology* 等杂志发表论文近百篇，获 2023 年国家科技进步二等奖（第一完成人），2025 年全国优秀工作者。

随着精准医学时代的到来，泌尿系统肿瘤的诊疗正经历着深刻转型，从经验医学迈向循证医学，从标准化治疗升级为更精准的个体化治疗。面对持续攀升的泌尿系统肿瘤发病率，上海市第十人民医院（同济大学附属第十人民医院）泌尿外科作为国家临床重点专科建设单位，始终坚持以患者为中心的理念，以技术创新驱动学科发展。基于泌尿系统肿瘤诊疗技术的革新与实践经验的积累，亟需系统梳理典型病例、提炼关键诊疗经验，在邢念增教授、林天歆教授等国内泌尿系统肿瘤知名专家的支持和协助下，由姚旭东教授领衔，精心打造了这部凝聚顶尖临床智慧的精品力作——《中国临床案例·膀胱前列腺肾脏肿瘤案例精选》。本书不仅是宝贵临床经验的系统总结，更是泌尿系统肿瘤精准化诊疗与慢病化管理理念的重要实践。

本书精选涵盖膀胱、前列腺及肾脏三大泌尿系统肿瘤领域的 27 例典型案例，生动展现了疾病的复杂多样性与前沿诊疗策略的核心价值。这些案例深刻诠释了在多学科协作（MDT）框架下，分子分型指导个体化治疗、微创技术助力早期康复及肿瘤慢病全程化管理在提升肿瘤诊疗效果与患者生存质量方面的卓越成效。

本书是精准诊疗实践的典范，如通过基因检测指导靶向干预（如基于特定基因突变选用 PARP 抑制剂或免疫联合方案）、革新影像技术实现精准定位（如多参数MRI 融合穿刺、PSMA-PET/CT 引导治疗），以及手术微创技术实现突破（如创新术式最大化保留器官功能）。同时，本书强调泌尿系统肿瘤向"慢病"化管理的转变，突出治疗与生存质量并重的全疾病周期、全生命周期理念，包括系统治疗的序贯优化、并发症的主动防控及贯穿始终的生存质量保障。本书也是国家临床重点专科引领学科群高质量发展的体现，依托顶级 MDT 团队，整合外科、肿瘤、放疗、影像、病理前沿智慧，推动突破性临床研究，如病例 4 挑战肌层浸润性膀胱癌传统模式（根治性 TURBT ＋ GC 方案保膀胱）；病例 8 探索微乳头变异型 UC 腹腔镜根治＋扩大淋巴结清扫价值；病例 18 构建 AI 赋能的智慧随访平台，实现"疗效评估 - 毒性防控 - 心理维护 - 康复指导"全维度精准管理（mCRPC 五年随访）。

本书凝练既往精华，展望未来发展。期待本书的出版，能助力我国泌尿系统肿瘤诊疗向更精准、更规范、更人性化方向迈进。上海市第十人民医院泌尿外科将继续秉持"求实创新"理念，改善服务、优化流程，深化"至臻至爱、大医精诚"的学科建设内涵，致力于泌尿系统肿瘤患者延长生存时间与提高生存质量并重，为"健康中国 2030"贡献力量。

上海市第十人民医院院长
国家临床重点专科（泌尿外科）负责人
2024 年 6 月 20 日

前　言

近年来，随着社会老龄化、生活方式及饮食结构的改变，泌尿系统肿瘤的发病率随之而升高。膀胱、肾盂、输尿管常见的尿路上皮癌，主要以血尿表现为临床特征，浅表的非肌层浸润肿瘤容易复发、肌层肿瘤则容易转移或扩散，新型免疫和抗体偶联药物的临床应用改变了传统治疗模式。前列腺癌发病率在泌尿三大肿瘤增长尤为明显，尽管早诊早筛减少了晚期前列腺癌的发病率，局部晚期或转移性前列腺癌仍然是我国泌尿系统肿瘤防治的重点。肾脏肿瘤的局灶处理及腹腔镜、机器人辅助腹腔镜治疗，使肾癌治疗日趋简单及安全，然而少见病理类型的肿瘤扩散及转移仍是治疗难点。

我国医疗已迈入追求精准诊疗时代，泌尿外科的新技术、新方法、新理论层出不穷，为患者的诊疗提供了更多的选择方向，但对于临床医务工作者无疑是个挑战。同时，肿瘤患者对诊疗和预后的期望也提出了更高的要求。鉴于此，我们汇集了上海市第十人民医院泌尿系统肿瘤领域优秀中青年医生的临床诊治经典案例 27 例，同时邀请国内泌尿外科著名专家共同评价、编辑，以疾病介绍结合病例讨论、专家点评的方式呈现给读者，希冀读者对泌尿系统肿瘤的疾病特征、诊疗决策有进一步了解，希望患者和家属熟悉这些疾病的诊疗方法及改善预后的思路，增强年青医生对泌尿肿瘤疾病个案诊疗知识范畴和诊疗体会。

在本书的汇编过程中，我们根据泌尿系统肿瘤疾病的特点，分为膀胱肿瘤、前列腺肿瘤和肾脏肿瘤三个章节，并按照病历摘要、病例讨论、专家点评三部分进行描述，其中病历摘要部分包括病史介绍、体格检查、辅助检查、初步诊断和治疗经过等内容。本书精选的病例具有较强的代表性，体现编者对疾病的认识、诊疗思维、指南应用的整体水平。病例以实际经验为主，结合疾病诊疗技术研究最新进展，内容丰富、图文并茂，旨在较为全面、深入地介绍和分析病例及疾病特点。

在此，对编写本书做出贡献的各位编者和提出宝贵意见与建议的前辈、专家表示衷心的感谢。由于水平有限，诊疗共识的不断改进，以及编写内容可能存在资料不足、遗漏，甚至错误之处，恳请读者批评指正！

编　者

2024 年 3 月

目 录

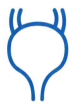

第一部分

膀胱肿瘤

病例 1　尿路上皮多器官癌手术治疗后腹膜后肿瘤复发

一、病历摘要

（一）病史介绍

一般资料：患者男性，57 岁，因"膀胱癌根治术后 7 余年，左肾盂癌根治术后 2 年，左侧腹痛 1 周"于 2017 年 9 月入我院。

现病史：患者于 2009 年 11 月因肉眼血尿于当地医院行"经尿道膀胱肿瘤电切术"，病理诊断为"非肌层浸润性高级别尿路上皮癌"。术后规律接受羟喜树碱膀胱灌注治疗。2010 年 2 月膀胱肿瘤复发，遂于同年 3 月接受根治性全膀胱切除＋腹膜外 Studer 原位新膀胱术，术后病理示高级别尿路上皮癌伴原位癌 [CK7（+），CK20（+），CK5/6（−），p53（+）]，肿瘤浸润至前列腺内，双侧盆腔淋巴结 14 枚未见转移；TNM 分期（国际通用肿瘤分期，T 是指原发肿瘤，N 是区域淋巴结，M 是指远处转移）为 $pT_4N_0M_0$。患者术后定期（3 ～ 6 个月）复查新膀胱功能良好，未见盆腔肿瘤复发及远处转移。2015 年 10 月（2 年前）患者再次出现无痛性肉眼血尿，CT 尿路成像（CT urography，CTU）发现左肾盂 4.5 cm 占位，临床诊断为"肾盂癌"，遂行腹腔镜左侧肾输尿管根治性切除术，病理示肾盂高级别尿路上皮癌、侵犯肾实质，肾门淋巴结（−），TNM 分期 $pT_3N_0M_0$ [免疫组化：CK7（+），CK20（+），HER-2（+++），p53（++），Ki-67（70% +）]。1 周前（2017 年 9 月）患者出现左侧腹痛，无发热、恶心、呕吐及肛门停止排气排便，无尿频、尿急及肉眼血尿。

（二）体格检查

神志清楚，精神尚可，生命体征平稳。腹平软，下腹正中见陈旧性手术瘢痕，腹部未扪及包块，左腹轻压痛，其余部位无明显压痛、反跳痛，肠鸣音正常。左腰部可见陈旧性手术瘢痕，双侧腰部未扪及包块，双侧肾区无明显叩痛。

（三）辅助检查

上腹部磁共振成像（magnetic resonance imaging，MRI）示：左肾窝直径约 5.2 cm 囊实性占位，腰大肌旁直径约 5.4 cm×4.1 cm 实性占位，动态增强相均有不同程度强化（病例 1 图 1）。

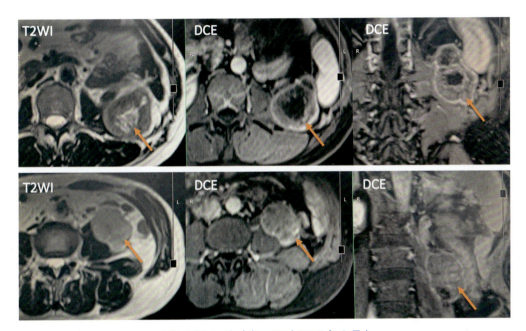

病例 1 图 1　上腹部 MRI（2017 年 9 月）

（四）初步诊断

1. 膀胱癌根治原位新膀胱术后，左肾盂尿路上皮癌根治术后；

2. 腹膜后肿瘤复发。

（五）治疗经过

经多学科诊疗（multi-disciplinary treatment，MDT），患者接受腹膜后肿物切除术，病理示纤维结缔组织间见低分化癌浸润 / 转移，结合免疫组化示高级别尿路上皮癌［CK7（+），CK20（+），Gata-3（+），p53（+），Ki-67（85%+）］。术后予吉西他滨＋顺铂静脉化疗（21 天方案）共 3 个周期；化疗结束后行左侧腰大肌及肾窝放疗，50.4 Gy/28 F，局部推量 5.4 Gy/3 F。

2018 年 4 月（术后半年）复查 MRI，肾窝可见直径 1 cm 治疗后新病灶，无特殊处理；2018 年 10 月（术后 1 年）复查，病灶大小无明显变化（病例 1 图 2）。

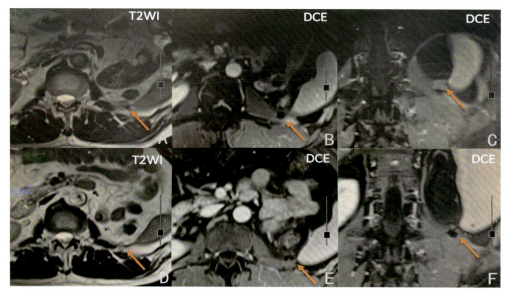

病例 1 图 2　术后复查 MRI

A ～ C：术后半年（2018 年 4 月）MRI 示病灶明显缩小；D ～ F：术后 1 年（2018 年 10 月）MRI 示病灶与前相仿。

2019 年 4 月（术后 1 年半）复查，MRI 发现左侧腹膜后外侧直径 5.8 cm 囊实性占位，提示肿瘤再次局部复发（病例 1 图 3）。患者遂再次接受腹膜后肿物切除术，病理示低分化癌浸润 / 转移［CK7（+），CK20（+），CK5/6（-），Gata-3（+），p53（+），PD-1/PD-L1（-），Ki-67（80% +）］；对肿瘤组织的部分基因检测发现 *HER-2* 基因突变，*P53*、*RAS*、*FGFR3*、*HER-1* 等基因均为野生型。术后半年复查 MRI 腹膜后未见肿瘤复发，同时行尿流率检测（新膀胱术后 9.5 年）：最大尿流率 30.5 mL/s，平均尿流率 20.7 mL/s，残余尿 10 mL，新膀胱功能良好（病例 1 图 4）。

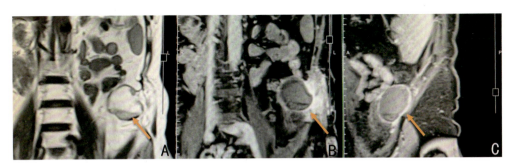

病例 1 图 3　术后 1.5 年（2019 年 4 月）MRI

A. T_2WI；B. DCE；C. DCE。左侧腹膜后外侧大小约 5.8 cm×5.5 cm 囊实性病灶，考虑腹膜后复发。

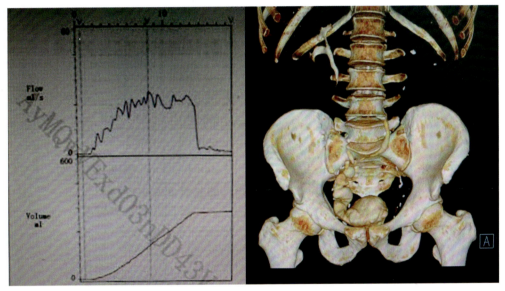

病例 1 图 4　新膀胱术后 9.5 年（2019 年 10 月）复查

最大尿流率 30.5 mL/s，平均尿流率 20.7 mL/s。

2020 年 5 月（第二次局部复发术后 1 年）复查，MRI 发现左侧腰方肌旁直径 5.5 cm 囊实性占位，提示肿瘤第三次局部复发（病例 1 图 5）；患者再次接受复发灶切除。2020 年 9 月（术后 1 年半）复查 CTU，发现左侧腹壁及髂窝多发长径 1.3 ～ 5.2 cm 转移瘤，肿瘤局部第四次复发（病例 1 图 6），后随访半年，患者未进行治疗，慢性消耗死亡。

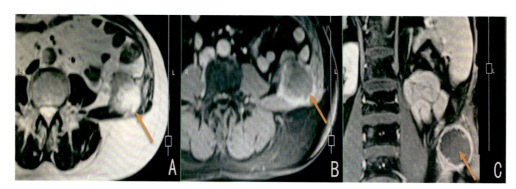

病例 1 图 5　第二次复发术后 1 年 MRI（2020 年 5 月）复查

A．T_2WI；B．DCE；C．DCE。左腰方肌旁 5.5 cm 囊实性占位。

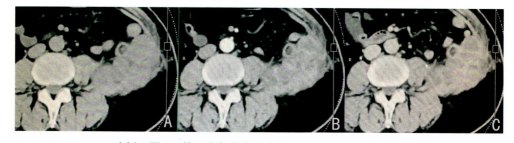

病例 1 图 6　第三次复发术后半年 CTU（2020 年 9 月）

A．平扫；B．动脉期；C．静脉期。左侧腹壁髂窝多发长径 1.3～5.2 cm 转移瘤。

二、病例讨论

1. 该患者上下尿路均发生了尿路上皮肿瘤，这类病例特点如何？临床诊治过程中有何注意事项？

尿路上皮肿瘤具有同时或异时多中心发生的特点，在尿路上皮的任何部位均可发生。国内由顾方六教授提出尿路上皮多器官癌的概念，其指以肾、输尿管成对器官之一作为单位计算，当 2 个或 2 个以上器官同时或先后发生的尿路上皮肿瘤。对于如何界定同时性及异时性，Crocetti 等人[1] 提出 2 个月内出现的同一类型肿瘤为同时性肿瘤，而超过这个时间就为异时性肿瘤。顾方六教授[2] 报道的 1213 例尿路上皮性肿瘤中，113 例属于多器官癌，发生率为 9.32%。

多器官尿路上皮癌的临床表现多为血尿，以肉眼血尿多见，诊断主要依靠影像学检查及膀胱镜检查。无症状时，定期复查也是重要手段。尿路超声、尿路造影、CTU 及膀胱镜检查，以及脱落细胞学、荧光原位杂交技术（fluorescence in situ hybridization，FISH）对发现尿路同部位和同时存在的尿路上皮肿瘤有帮助。对于尿路上皮细胞癌，不论原发病灶是肾盂、输尿管、尿道还是膀胱，手术后进行复查时均应注意尿路上皮系统其他器官情况。近年来，通过尿液的液体活检进行尿液细胞的基因测序或 DNA 拷贝数变异分析，在尿路上皮癌的无创诊断中显示出巨大优势，对于早期检出上尿路肿瘤具有重大意义 [3]。

2．根据该患者肿瘤组织的免疫组化及部分基因测序分析结果，我们可以获得什么启示？

患者多次复发病灶的免疫组化病理保持了 Gata-3、CK7、CK20 阳性和 CK5/6 阴性的特征，虽然患者的肿瘤组织未进行高通量基因及转录组分析，但根据病理结果，该患者可推测归类为"管腔型"尿路上皮癌。目前尿路上皮癌分子分型多是基于肌层浸润性膀胱癌的转录组测序结果，一般认为基底型肿瘤患者的预后劣于管腔型；但该例患者初发为非肌层浸润性膀胱癌，尽管后续膀胱切除标本病理报告明确为 T_4 期，但未提及明确的肌层浸润病灶。近年来有针对非肌层浸润性膀胱癌及上尿路上皮癌的分型研究，与肌层浸润性膀胱癌恰恰相反，上述两种尿路上皮癌中管腔型肿瘤患者的预后更差 [4]。此外，有研究根据脱氧核糖核酸（deoxyribo nucleic acid，DNA）测序结果，将上尿路上皮癌分为高突变、*TP53/MDM2* 突变、*RAS* 突变、*FGFR3* 突变及三阴性肿瘤 5 种亚型，其中 *TP53* 突变型和三阴性肿瘤亚型患者预后最差；该例患者的肿瘤组织分析结果均未见上述基因突变，也提示其可能归为三阴性肿瘤亚型。上述分型结果均指向患者存在不良预后的风险，对化学治疗、免疫治疗及 *FGFR3* 靶向治疗的效果可能不理想。

3．患者在经过多次系统治疗后仍多次复发，后续应如何选择治疗方案？

该患者整个病程中，反复腹膜后局部复发是其主要特征。肿瘤的基因特征是其生物学行为的重要因素，对该患者的肿瘤组织基因检测发现 HER-2 基因突变 [5]。针对该类晚期尿路上皮癌患者，抗体耦联药物可能具有显著的治疗效果。

ADC（Antibody-drug conjugates）即抗体耦联药物，是指将有生物活性的小分子药物通过连接子连接单克隆抗体，从而精准定位肿瘤细胞释放高效细胞毒性。相较于其他化疗药物，ADC 药物通过抗原抗体特异性结合的方式大大提高了给药特异性，抗体与肿瘤细胞膜上的特异性抗原结合，诱发胞吞作用，使抗体连同其上连接的细胞毒小分子进入细胞，随后经过溶酶体降解，小分子药物释放进入细胞并通过 DNA 插入或抑制微管合成等方式诱导细胞凋亡[6]。

恩诺单抗（padcev）是首个美国食品药品监督管理局（food and drug Administration，FDA）获批治疗尿路上皮癌的 ADC 药物，用于先前接受过含铂化疗和一种 PD-1 或 PD-L1 抑制剂的局部晚期或转移性尿路上皮癌[7]。Padcev 由靶向连接蛋白 -4（Nectin-4）的人 IgG$_1$ 单克隆抗体 enfortumab 与细胞毒制剂 MMAE（monomethyl auristatin E，单甲基奥瑞他汀 E，一种微管破坏剂）耦联而成。Nectin-4 是一种在包括尿路上皮癌在内的多种实体肿瘤中高度表达的治疗靶点[8]。Padcev 的关键性 II 期临床研究 EV-201 首个队列入组了 125 例既往接受过含铂化疗与 PD-1/PD-L1 抑制剂治疗的局部晚期或转移性尿路上皮癌（urothelial carcinoma，UC）患者，结果显示，Padcev 治疗迅速缩小了大多数患者的肿瘤，客观缓解率为 44%（55/125），完全缓解率为 12%（15/125），中位缓解持续时间为 7.6 个月。

针对该患者的 *HER-2* 基因突变，RC48-ADC 是一种目前正在临床试验的抗 HER-2 人源化 ADC 药物[9]。在我国进行的一项多中心、单臂 II 期研究评估了 RC48-ADC 在 HER-2 阳性局部晚期或转移性尿路上皮癌中的活性，结果表明 RC48-ADC 在已经接受过治疗的 HER-2 阳性患者（包括免疫治疗失败患者）中，客观缓解率（objective response rate，ORR）为 51.2%。生存结果显示，中位无进展生存期（progression free survival，PFS）为 6.9 个月，中位总生存期（overall survival，OS）为 13.9 个月。对于 HER-2 基因突变的患者，后续有望从 HER-2 的 ADC 药物治疗中获益。

三、专家点评

该患者是一例以膀胱癌发生、肾盂癌继发、腹膜后反复局部复发为特征的多器官上尿路上皮癌，病程中未出现淋巴结及远处脏器转移；原发及复发病灶均保持了相似的分子表型，这提示了多器官尿路上皮癌病灶在不同空间、时间上高度同源。根据患者肿瘤反复局部复发的疾病特征，治疗团队进行了放疗及多次复发病灶切除，这也使患者在最大限度上获得无疾病进展生存时间。但尽管如此，全身系统治疗应该在复发性尿路上皮癌的治疗中起着决定性作用，遗憾的是，该患者对化学治疗的敏感性欠佳。

该患者复发病灶的PD-L1表达阴性且不存在*FGFR3*基因突变，提示免疫治疗效果可能不理想，也难以从*FGFR3*靶向治疗中获益。尽管在治疗过程中发现了*HER-2*基因突变，但受制于药物尚未完全上市及相关经济因素，患者未能选择ADC治疗。在精准医学的时代，对复杂疑难肿瘤病例应进行多组学的深度分析，设计个体化的治疗方案。

值得注意的是，该患者在膀胱根治切除术后接受了腹膜外原位新膀胱尿流改道术，患者术后近十年的尿动力学检查结果仍提示新膀胱功能良好，这似乎改变了部分泌尿外科医生与膀胱癌患者对尿流改道的认识，即新膀胱远期存在极大的失功风险。事实上，该病例接受了腹膜外原位新膀胱术，即保留、关闭腹膜，将新膀胱完全置于腹膜外，这不同于传统经腹腔膀胱切除术后的原位新膀胱术。腹膜外原位新膀胱的优势在于：①输尿管腹膜外结构恢复，接近术前泌尿系统的正常解剖特征，如新膀胱或输尿管吻合口出现漏尿，尿液将进入腹膜外间隙，减少对腹腔内脏器的干扰；②新膀胱处于相对独立的空间，腹腔内肠道等脏器对新膀胱功能的干扰减少，腹压在排尿过程中使新膀胱受力均匀；③该病例的治疗团队基于逆行膀胱前列腺切除，可精细保留尿道外括约肌及神经血管束，更加有利于原位新膀胱的术后控尿。该病例显示出腹膜外原位新膀胱具有安全的压力、良好的顺应性和理想的尿控，在团队丰富手术经验和患者全程管理的基础上，可以使原位新膀胱长期保持良好功能。

（病例提供：许天源 上海市第十人民医院）

（点评专家：姚旭东 上海市第十人民医院）

参考文献

[1]Turco P，Houssami N，Bulgaresi P，et al.Is conventional urinary cytology still reliable for diagnosis of primary bladder carcinoma? Accuracy based on data linkage of a consecutive clinical series and cancer registry[J].Acta Cytol，2011，55（2）：193-196.

[2]Gu F.Changing constituents of genitourinary cancer in recent 50 years in Beijing[J].Chin Med J（Engl），2003，116（9）：1391-1393.

[3]Tran L，Xiao JF，Agarwal N，et al.Advances in bladder cancer biology and therapy[J].Nat Rev Cancer，2021，21（2）：104-121.

[4]Jung M，Jang I，Kim K，et al.CK14 Expression identifies a basal/squamous-like type of papillary non-muscle-invasive upper tract urothelial carcinoma[J].Front Oncol，2020，10：623.

[5]Patelli G，Zeppellini A，Spina F，et al.The evolving panorama of HER2-targeted treatments in metastatic urothelial cancer：a systematic review and future perspectives[J].Cancer Treat Rev，2022，104：102351.

[6]Hafeez U，Parakh S，Gan HK，et al.Antibody-Drug conjugates for cancer therapy[J].Molecules，2020，25（20）：4764.

[7]Powles T，Rosenberg JE，Sonpavde GP，et al.Enfortumab vedotin in previously treated advanced urothelial carcinoma[J].N Engl J Med，2021，384（12）：1125-1135.

[8]Chatterjee S，Sinha S，Kundu CN.Nectin cell adhesion molecule-4（NECTIN-4）：a potential target for cancer therapy[J].Eur J Pharmacol，2021，911：174516.

[9]Yingying Xu，Yakun Wang，Jifang Gong，et al.Phase I study of the recombinant humanized anti-HER2 monoclonal antibody-MMAE conjugate RC48-ADC in patients with HER2-positive advanced solid tumors[J].Gastric Cancer，2021，24（4）：913-925.

病例2 多学科综合治疗非肌层浸润性膀胱癌颈部淋巴结转移

一、病历摘要

（一）病史介绍

一般资料：患者男性，73岁，因"膀胱肿瘤电切术后4年，发现左颈部肿物4个月"入院。

现病史：患者4年前因膀胱肿瘤行"经尿道膀胱肿瘤切除术（transurethral resection of bladder tumor，TURBT）"，病理示非肌层浸润性尿路上皮癌，术后膀胱灌注表柔比星化疗。3年前膀胱镜复查发现肿瘤复发，再次行TURBT，术中见右侧膀胱颈处直径3 cm宽菜花样肿物，予以切除，病理示高级别尿路上皮癌、浸润至固有层；术后继续膀胱灌注表柔比星化疗，期间未见膀胱肿瘤复发。4个月前发现左侧颈部肿物，伴疼痛，抗炎治疗后无明显缓解。

（二）体格检查

神志清楚，精神尚可，生命体征平稳。左锁骨上扪及多个肿大淋巴结，最大者直径4 cm，部分淋巴结触痛，质稍硬，活动度尚可，与周围组织边界不清。

（三）辅助检查

1. 血液指标　血红蛋白127 g/L，白蛋白41 g/L；肿瘤标志物：癌胚抗原20.4 ng/mL ↑，糖类抗原125 141 U/mL ↑，糖类抗原19-9＞1000 U/mL ↑，鳞状细胞癌抗原2.8 ng/mL ↑。

2. 颈部电子计算机断层扫描（computed tomography，CT）　颈Ⅲ、Ⅳ、Ⅵ区和锁骨上区多发肿大淋巴结、融合成团，左侧为主，较大者约5.2 cm×4.1 cm，累及左侧胸锁乳突肌下段（病例2 图1）。肺部CT、腹盆MRI未见明显异常。

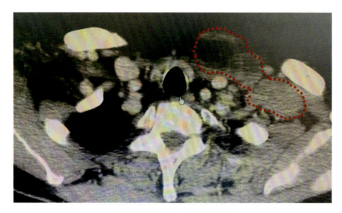

病例 2 图 1　颈部 CT

颈部肿物穿刺病理示转移性尿路上皮癌，免疫组化 CK7（＋），Gata-3（＋），Ki-67（50%＋）。

（四）初步诊断

非肌层浸润性膀胱癌术后，颈部淋巴结转移。

（五）治疗经过

患者转移性尿路上皮癌诊断明确，予吉西他滨＋顺铂静脉化疗（21 天方案）共 2.5 个周期。患者肿瘤标志物指标均较前明显下降：癌胚抗原 6.3 ng/mL ↑，糖类抗原 125 14 U/mL，糖类抗原 19–9 347 U/mL，鳞状细胞癌抗原 1.2 ng/mL；颈部 CT 示左颈部肿块缩小至约 4.6 cm×3.6 cm（病例 2 图 2）。后因疫情影响，患者未行第 3 周期 D8 ～ 9 化疗。

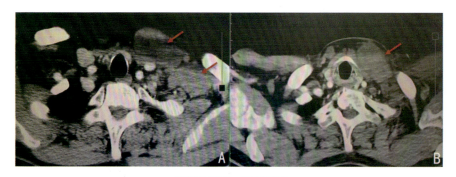

病例 2 图 2　颈部 CT
A．化疗前；B．化疗 2.5 周期后。

第三周期化疗 1 个月后，患者自觉颈部肿物较前增大，疼痛明显，颈部活动受限，行 MRI 示左颈部淋巴结直径 5.5 cm（病例 2 图 3）。遂继续行第 4 ～ 5 周期化疗，治疗结束后复查肿瘤标志物指标较前升高：癌胚抗原 32 ng/mL ↑，糖类抗原 125 112 U/mL ↑，糖类抗原 19-9 > 1000 U/mL ↑，鳞状细胞癌抗原 3.5 ng/mL ↑；血常规及生化指标：血红蛋白 90 g/L ↓，白蛋白 35 g/L ↓。

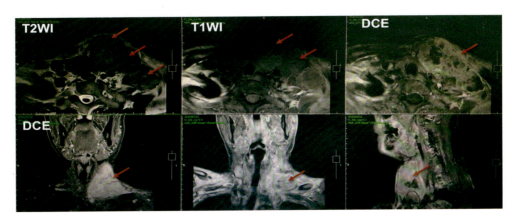

病例 2 图 3　颈部 MRI

考虑患者出现化疗抵抗，遂完善血液及淋巴结转移灶基因检测，结果示肿瘤突变负荷（tumor mutational burden，TMB）21.35 Muts/Mb，*CHEK2* 基因 p.l158fs 胚系突变，提示患者可能从免疫治疗中获益。经多学科讨论，停止化疗，予放疗 [左颈淋巴引流区 IMRT，PTV：66 Gy/（32 F · 6 w）] 联合免疫治疗（信迪利单抗 200 mg 静脉滴注 ×21 天）。

治疗 1 个月后复查颈部 MRI 示左颈部肿块缩小至 3.3 cm（病例 2 图 4）；肿瘤标志物指标明显下降：癌胚抗原 6.4 ng/mL ↑，糖类抗原 125 13 U/mL，糖类抗原 19-9 236 U/mL ↑，鳞状细胞癌抗原 1.8 ng/mL ↑；血常规及生化指标改善：血红蛋白 114 g/L ↓，白蛋白 43 g/L。

放疗结束后继续免疫治疗，2 个月后再次复查颈部 MRI 示左颈部肿块缩小至 1.9 cm（病例 2 图 4）；肿瘤标志物指标继续下降：癌胚抗原 3.3 ng/mL，糖类抗原 125 13 U/mL，糖类抗原 19-9 53 U/mL ↑，鳞状细胞癌抗原 0.6 ng/mL；血常规及生化指标：血红蛋白 138 g/L，白蛋白 45 g/L。

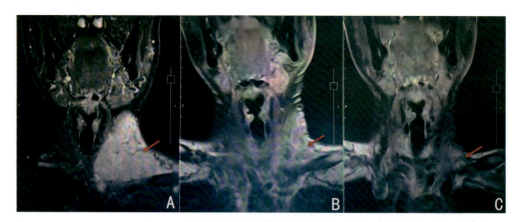

病例 2 图 4　颈部 MRI 复查

A. 放免治疗前；B. 放免治疗 1 个月后；C. 放免治疗 3 个月后。

二、病例讨论

1. 该患者在未出现肿瘤肌层浸润的情况下发生远处转移，哪些危险因素可能提示该情况的发生？

一般来说，对于高危和极高危的非肌层浸润性膀胱癌（non muscle-invasive bladder cancer，NMIBC）而言，肿瘤学上主要的关注点在于如何尽早识别肌层浸润的发生及区域淋巴结转移，在卡介苗（bacillus Calmette-Guérin，BCG）抵抗后及时选择根治性全膀胱切除也是基于上述考虑[1]。但临床上确实存在 NMIBC"跳跃式"转移的报道。首先，肿瘤的病理特征是决定性因素，特别是对于存在脉管浸润、肿瘤异型分化的极高危 NMIBC 病例，应给予重点关注。其次，有报道显示膀胱三角区或膀胱颈的肿瘤可能存在远处转移风险，一方面上述部位的淋巴可直接回流至骶前及髂总淋巴结，血管丛更加丰富；另外有学说认为尿路上皮干细胞多源于此，这使得该处肿瘤细胞可能侵袭性更强，播散也更迅速。此外，术中操作也是可能因素之一，研究表明 NMIBC 患者在电切术后循环肿瘤细胞的数目增加，这也给了肿瘤细胞远处定植的可趁之机[2]。除了上述理论基础或假说，还应关注肿瘤本身的分子特征，诸如 p53、Ki-67、EGFR 等分子表达及肿瘤组织深度测序结果，对于合并多信号通路改变的高危、极高危 NMIBC 肿瘤患者，在治疗后随访的过程中不应忽视远膈部位及系统性肿瘤指标或液态活检等方法的监测评估[3]。

2.该患者在出现化疗抵抗后,通过放疗联合免疫治疗使靶病灶获得了完全缓解,可能的原因机制有哪些?

对于该患者,其治疗方案与常规转移性尿路上皮癌方案相同。除了传统的铂类为基础的静脉化疗,有文献报道可对孤立的转移灶采取手术切除。在当下免疫治疗时代,尿路上皮癌中相关药物的应用正逐步普及[4]。本例患者中,放疗联合免疫治疗取得了较好的效果。影响免疫治疗效果的因素较多,包括错配修复缺陷/微卫星不稳定、高肿瘤突变负荷、肿瘤组织 PD-L1 高表达、肿瘤组织 CD3、CD4、CD8 淋巴细胞浸润情况都有影响。该病例基因检测结果提示肿瘤突变负荷较高,这类患者使用 PD-1/PD-L1 抑制剂等免疫治疗药物时具有较好的客观缓解率、较长的无进展生存期,同时持续临床疗效也更佳。此外,该患者检出 CHEK2 基因突变,这是一种 DNA 同源重组修复(HRR)基因,是 DNA 损伤修复(DDR)的重要机制之一,既往研究表明携带 DDR 基因突变的尿路上皮癌患者更易从 PD-1/PD-L1 抑制剂治疗中获益[5-6]。此外,该患者采取了放疗联合免疫治疗的策略。理论上,放疗在局部破坏病灶后使得肿瘤抗原释放,有助于提高免疫治疗的效果。目前,国内外有多项临床研究正在探索放疗联合免疫治疗的临床效果。

三、专家点评

NMIBC 在未发生肌层浸润及区域淋巴结转移的情况下,出现远处脏器或淋巴结转移较为罕见。Matthew 等人回顾了超 1000 例的膀胱癌患者,仅发现约 5 例 NMIBC 病例出现远处转移;后续相关病例报告也不多见。因此,在临床上,如何在 NMIBC 的随访中甄别有转移的患者,从而尽早采取干预措施极为重要。学者认为,应重视对极高危 NMIBC 患者的随访,包括 T_1 高级别伴原位癌,T_1 高级别合并多发、复发或大体积肿瘤,脉管侵袭,以及微乳头样、浆细胞样、肉瘤样改变等特殊病理类型。肿瘤的分子特征也是重要评估指标,包括 p53、Ki-67、EGFR 等。在患者的后续随访中,应重视患者的肿瘤指标检测,包括癌胚抗原、CA 系列、碱性磷酸酶等血清标志物的随访,上述工作均有利于尽早发现类似少见病例。

以铂类为基础的化疗是转移性膀胱癌的一线治疗选择[7]。该病例在化疗抵抗后，免疫治疗取得了良好疗效。近年来，在系统治疗基础上进行转移灶局部治疗成为转移性膀胱癌的研究点之一。我们回顾了既往文献，在常见的膀胱癌肺转移患者中，肺叶切除术得到选择性应用，小体积转移灶切除联合化疗可使患者获益，而多发转移，特别是骨转移和肝转移的膀胱癌患者似乎对局部治疗反应不佳。由此可见，以手术切除、放疗为代表的转移灶局部治疗可能延长部分膀胱癌患者的无疾病生存时间，特别是对于寡转移的肺或淋巴结病灶，治疗效果可能更加理想。对转移性膀胱癌多学科、个体化的治疗方案设计有待前瞻性研究。

（病例提供：许天源　上海市第十人民医院）

（点评专家：邢念增　中国医学科学院肿瘤医院）

参考文献

[1]Woldu SL，Bagrodia A，Lotan Y.Guideline of guidelines：non-muscle-invasive bladder cancer[J]. BJU Int，2017，119（3）：371-380.

[2]Azevedo R，Soares J，Peixoto A，et al.Circulating tumor cells in bladder cancer：emerging technologies and clinical implications foreseeing precision oncology[J].Urol Oncol，2018，36（5）：221-236.

[3]Chang SS，Boorjian SA，Chou R，et al.Diagnosis and treatment of non-muscle invasive bladder cancer：AUA/SUO guideline[J].J Urol，2016，196（4）：1021-1029.

[4]Rhea LP，Mendez-Marti S，Kim D，et al.Role of immunotherapy in bladder cancer[J].Cancer Treat Res Commun，2021，26：100296.

[5]Vidotto T，Nersesian S，Graham C，et al.DNA damage repair gene mutations and their association with tumor immune regulatory gene expression in muscle invasive bladder cancer subtypes[J].J Immunother Cancer，2019，7（1）：148.

[6]Joshi M，Grivas P，Mortazavi A，et al.Alterations of DNA damage response genes correlate with response and overall survival in anti-PD-1/PD-L1-treated advanced urothelial cancer[J].Cancer Med，2020，9（24）：9365-9372.

[7]Patel VG，Oh WK，Galsky MD.Treatment of muscle-invasive and advanced bladder cancer in 2020[J].CA Cancer J Clin，2020，70（5）：404-423.

病例 3　多器官尿路上皮癌
输尿管肿瘤复发的手术治疗

一、病历摘要

（一）病史介绍

一般资料：患者男性，66 岁，因"膀胱及右肾盂癌术后 6 年，间歇无痛性肉眼血尿 4 个月"入院。

现病史：患者于 6 年前因肌层浸润性膀胱癌（具体病理结果不详）行根治性全膀胱切除＋腹膜外 Studer 原位新膀胱术，术后定期复查新膀胱功能良好、未见盆腔肿瘤复发及远处转移。4 年前出现无痛性肉眼血尿，临床诊断为"右肾盂癌"，遂行腹腔镜右侧肾输尿管根治性切除术，病理示肾盂高级别尿路上皮癌、侵犯肾窦脂肪组织，肾门淋巴结（−），TNM 分期 $pT_3N_0M_0$。4 个月前出现间歇性肉眼血尿，无发热、恶心、呕吐及腰、腹部疼痛，无尿频、尿急、尿痛。

（二）体格检查

神志清楚，精神尚可，生命体征平稳。腹平软，下腹正中见陈旧性手术瘢痕，腹部未扪及包块，无压痛、反跳痛，肠鸣音正常。右腰部可见陈旧性手术瘢痕，双侧腰部未扪及包块，右肾区无叩痛，左肾区叩痛（+−）。

（三）辅助检查

泌尿系 CTU 示左肾盂及输尿管中上段扩张积液、输尿管下段局部狭窄；新膀胱内输尿管吻合口处菜花样充盈缺损（病例 3 图 1）。

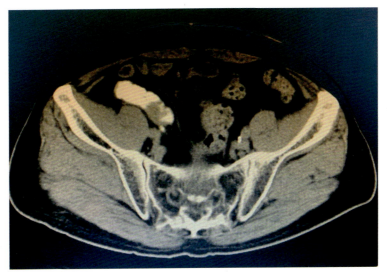

病例 3 图 1　泌尿系 CTU 检查

（四）初步诊断

膀胱癌根治＋新膀胱术后，右肾盂尿路上皮癌根治术后，输尿管肿瘤复发。

（五）治疗经过

根据患者影像学检查结果排除远处转移及手术禁忌证，行探查手术。术中游离新膀胱输入襻将其打开，可见其内直径约 2 cm 菜花样新生物，自右输尿管开口发出至新膀胱内，左输尿管新膀胱吻合口可见，未见肿瘤累及；遂将新生物及右输尿管残端完整切除。术后病理：右输尿管开口高级别浸润性尿路上皮癌，浸润至固有层，局部至肌层，免疫组化 CK7（＋）、Gata-3（＋）、Ki-67 （40%＋）；右输尿管残端内未见肿瘤。患者术后 5 年复查示盆腔及新膀胱内未见肿瘤复发，其他部位未见远处转移。

二、病例讨论

尿路上皮肿瘤具有同时或异时多中心发生的特点，在尿路上皮的任何部位均可发生[1]。多器官尿路上皮癌的临床表现多为血尿，以肉眼血尿多见，诊断主要依靠影像学检查及膀胱镜检查。无症状下的定期复查也是重要手段。尿路超声、尿路造影、CTU 及膀胱镜检查，以及脱落细胞学、FISH 对发现尿路同部位同时存在的尿路上皮肿瘤有帮助[2]。对于尿路上皮细胞癌，不论原发病灶是肾盂、输尿管、尿道还是膀胱，手术后进行复查时均应注意尿路上皮系统其他器官的情况。近年来，通过尿液的液体活检进行尿液细胞的基因测序或 DNA 拷贝数变异分析，在尿路上皮癌的无创诊断中显示出较大优势，对于早期检出上尿路肿瘤具有重大意义[3-4]。

该患者出现无痛性肉眼血尿，首先考虑是肿瘤复发。但确定出血部位困难，经过一段时间观察，确定血尿原因是肿瘤在新膀胱输入襻位置复发。在尿路改道手术中，选择重建膀胱的肠道也有不同区别，选择小肠就是考虑小肠不容易发生肿瘤。相比结肠新膀胱，结肠发生消化系统肿瘤的可能性明显增大。

该病例处理的难点在于如何降低手术风险，减少再次手术切除中损伤肠管和新膀胱的风险，同时尽量避免周围粘连导致周围脏器损伤的可能。诊断明确后，首选探查切除手术，术中切除肿瘤为第一目标，根据术中情况必要时可切除新膀胱，可选择重建尿流改道方式。

三、专家点评

膀胱癌是我国常见的泌尿系统恶性肿瘤，而根治性手术是膀胱癌主要的治疗手段之一。接受根治性膀胱切除术（radical cystectomy，RC）术后的患者也有可能面临肿瘤的复发或转移。据欧美数据显示，RC 术后患者复发 / 转移发生率约为 29%，其中复发部位在上尿路的发生率为 1% ～ 2%。另一项研究，包含 13 185 例 RC 患者数据的 Meta 分析结果显示，RC 术后上尿路肿瘤复发率为 0.75% ～ 6.4%，复发患者中有 62% 因不适症状（尤其是血尿）就诊后发现，其余 38% 在术后随访检查时发现。

结合上海市第十人民医院自 2015 年收治的 RC 术后输尿管肿瘤复发的 13 例患者病例数据显示，RC 时患者中位年龄为 72 岁（范围 42 ～ 83 岁）；RC 病理结果均为高级别尿路上皮癌（high grade urothelial carcinoma，HGUC），5 例伴原位癌，2 例输尿管切缘异常；输尿管肿瘤复发中位时间为 33 个月（范围 14 ～ 80 个月）。结合具体病例分析得出，这些患者多是在随访时确诊复发，并且输尿管肿瘤的复发与原发灶肿瘤分期有关，T_2 及 T_3 期肿瘤更易复发，治疗上仍以根治性肾输尿管切除术（radical nephroureterectomy，RNU）或节段切除为主。

RC 术后输尿管肿瘤复发的危险因素中，与原发肿瘤特征相关因素包括输尿管受累（最为常见）、多灶性肿瘤及非浸润性肿瘤等，外科操作相关因素为切缘阳性、术前输尿管置管等。一项包含了 1397 例 RC 患者的研究结果显示，初始输尿管切缘阳性增加了患者的复发风险，即使最终切缘阴性，初始切缘阳性的患者复发风险仍高于初始切缘即为阴性的患者。伯尔尼大学医院进行的一项研究显示，留置 DJ 管、反复膀胱灌注治疗是上尿路肿瘤复发的独立危险因素。此外，输尿管末端术中冰冻活检也存在敏感性不足（低至 69%）的局限性。

RC 术后输尿管肿瘤复发的手术治疗：①肾输尿管全长切除，上尿路尿路上皮癌（upper tract urothelial carcinoma，UTUC）的标准术式治疗 RC 术后输尿管复发肿瘤有时应用受限（输尿管肿瘤术前诊断不明确，RC 术后肾积水——功能性孤立肾）；②输尿管镜下治疗，用于治疗低危非浸润性 UTUC，往往不适用于 RC 术后输尿管复发肿瘤（多为浸润性或局部进展性肿瘤）；③输尿管探查 / 节段切除，术中探查明确，局部病灶可切除充分，适用于功能性孤立肾患者，结合系统治疗，可取得更好效果。

总之，膀胱癌根治术后输尿管肿瘤复发临床少见，与原发肿瘤特征、术中切缘状态密切相关；RC 术中规范操作可减少输尿管肿瘤复发，也应重视高危患者的动态随访监测。

输尿管复发肿瘤的手术方案需结合患者个体情况，输尿管节段切除联合化学 / 免疫 / 靶向治疗是部分患者的有利选择。

（病例提供：张文涛　许天源　上海市第十人民医院）

（点评专家：姚旭东　上海市第十人民医院）

参考文献

[1]Hongfan Zhao，Zihao Chen，Yunze Fang，et al.Prediction of prognosis and recurrence of bladder cancer by ECM-Related genes[J].J Immunol Res，2022，2022：1793005.

[2]Fadl-Elmula I.Chromosomal changes in uroepithelial carcinomas[J].Cell Chromosome，2005，4：1.

[3]Jain RK，Grivas P，Pal SK.Non-invasive diagnosis and monitoring of urothelial bladder cancer：are we there yet[J]？ BJU Int，2019，124（3）：361-362.

[4]Oeyen E，Hoekx L，Wachter SD，et al.Bladder cancer diagnosis and follow-up：the current status and possible role of extracellular vesicles[J].Int J Mol Sci，2019，20（4）：821.

病例 4 保膀胱综合治疗 $T_2N_0M_0$ 期膀胱癌

一、病历摘要

（一）病史介绍

一般资料：患者女性，50 岁，因"反复肉眼血尿半年余，加重 1 周"入院。

现病史：患者于半年前出现无痛性全程肉眼血尿（2019 年 8 月），无尿频、尿急、尿痛等膀胱刺激症状，无明显恶心、呕吐，无发热、腰腹部疼痛等不适，起初患者未予重视，近一周血尿加重后于外院行超声检查示膀胱占位性病变，考虑膀胱恶性肿瘤，为求进一步治疗转至我科就诊。

既往史：患者既往体健，否认高血压、糖尿病、心脏病病史，否认恶性肿瘤家族史，无吸烟史及工业化学品接触史。

（二）体格检查

双侧肾区无明显膨隆，无叩击痛；双侧输尿管走行区无压痛及叩击痛；膀胱区无充盈，无压痛；外阴及外生殖器无异常分泌物。

（三）辅助检查

胸片、心电图、血常规、肝肾功能、凝血功能、电解质、肿瘤标志物等检查无明显异常。腹部增强 CT 示膀胱后壁突入腔内软组织密度影，表面不规则，且见钙化，增强见不均匀强化，肿块大小约 4 cm×5 cm×4.5 cm，双肾输尿管未见异常。

（四）初步诊断

结合上述现病史、体征和辅助检查，临床诊断考虑为膀胱恶性肿瘤，$T_{1\sim2}N_0M_0$。

（五）治疗经过

患者于 2020 年 2 月 12 日行经尿道膀胱肿瘤整块切除术，术中膀胱镜检查见膀胱后壁大小约 4 cm×5 cm×4.5 cm 菜花样新生物，周围伴 6 处约 0.5～1.0 cm 卫星病灶。采用纽扣电极针状电极相结合整块切除膀胱肿瘤。术后病理示：高级别尿路上皮癌，伴肌层浸润。免疫组化：CK7（+），CK20（+），p53（−），Ki-67（80%+）。根据国内外指南推荐，根治性膀胱切除术同时行盆腔淋巴结清扫术是肌层浸润性膀胱癌的标准治疗，是提高浸润性膀胱癌患者生存率、避免局部复发和远处转移的有效治疗方法。患者充分知晓病情后，仍拒绝行根治性膀胱切除术，强烈要求行保膀胱治疗。

经过 MDT 讨论，专家组成员认为结合患者强烈的保膀胱意愿，后续需采取保留膀胱的综合治疗。患者于术后 6 周行二次经尿道膀胱肿瘤电切术，术后病理示高级别尿路上皮癌，未见肌层浸润。患者二次电切 2 周后开始接受 3 周期 GP 方案全身辅助化疗：吉西他滨 $1000 \sim 1200 \, mg/m^2$ 第 1 天、第 8 天静脉滴注，顺铂 $70 \, mg/m^2$ 第 2 天开始滴注，每 3 周（21 天方案）为一个周期。患者于 2020 年 5 月 19 日行膀胱镜检查未发现肿瘤新生物。2020 年 10 月 15 日行经尿道膀胱肿瘤切除术活检，术后病理未见肿瘤新生物。患者截至目前，仍在密切随访监测，泌尿系超声、胸腹部 CT 及膀胱镜检查未见明显肿瘤复发及远处转移征象。

二、病例讨论

1. 针对肌层浸润性膀胱癌（muscle-invasive bladder cancer，MIBC）的治疗，2019 版中华医学会泌尿外科学分会（the Chinese Urological Association，CUA）、2021 版欧洲泌尿外科学会（European association of urology，EAU）、2020 版美国泌尿外科学会（American urological association，AUA）指南均推荐根治性膀胱切除术是 MIBC 的标准治疗方式，$T_2 \sim T_3$ 期患者行膀胱癌根治术后的长期生存率可达 40% ～ 60%，而不推荐单纯 TURBT、单纯放疗或单纯化疗。该患者膀胱癌分期为 $T_2N_0M_0$，对于此类 MIBC 患者行保膀胱综合治疗的安全性、有效性如何？

多中心调查分析了 2724 名 $T_2 \sim T_4$ 膀胱癌患者接受膀胱根治性治疗，发现两年无病生存期（disease free survival，DFS）为 63%，三年 DFS 为 57%[1]。膀胱切除术后患者，三年 OS 为 70%，五年 OS 为 57%。一项单中心回顾性分析表明，MIBC 患者接受以 TURBT 为主的保膀胱综合治疗，三年 OS 和 DFS 分别为 68.5% 和 49.6%。最近一项研究对接受保膀胱治疗和根治性膀胱切除的患者进行了倾向评分匹配队列分析，结果显示两组患者五年疾病特异性生存率（disease-specific survival，DSS）分别为 76.6% 和 73.2%[2]。此外，对 475 名接受保留膀胱治疗患者的连续前瞻性方案进行了分析[3]，发现长期 DSS 率与膀胱癌根治术组结果相当。综上所述，保留膀胱治疗组患者预后与膀胱根治组相当。保膀胱组未影响膀胱正常功能，保留了男性性功能，从而改善了生活质量。研究表明，保膀胱组在围术期各项指标方面明显优于根治组，而出血、感染、切口相关并发症、肠梗阻等并发症方面统计学上无显著差异。

2. 该患者二次电切 2 周后开始接受 3 个周期 GP 方案全身辅助化疗。术后 GP 方案辅助化疗是膀胱癌根治术后患者治疗的重要一环，可有效控制肿瘤复发和转移，提高患者生存率。放、化疗在 MIBC 患者行保膀胱综合治疗中的作用如何？

在放疗中同步加入化疗作为增敏剂的益处已在膀胱癌治疗中得到证实。近期一项多中心III期试验表明，放、化疗可以延长患者无病生存期，与未化疗的放疗患者相比，局部复发风险及侵袭性复发风险分别降低 33% 和 50%。关于新辅助化疗在保留膀胱治疗中的作用，一项国际III期试验研究了在放疗或膀胱切除术前接受新辅助化疗的患者，发现病死风险降低了 20%，局部复发风险降低了 9%。同时，研究数据表明放、化疗结合保膀胱治疗通常患者的耐受性良好，3 级或更高级的晚期毒性发生率低，且并发症少。

三、专家点评

最新研究证实，经过特殊选定的 MIBC 患者，采用保留膀胱的综合治疗可获得显著疗效，在保留正常膀胱功能的同时，其远期生存率也达到与根治性全膀胱切除相当的水平，兼顾患者生活质量的同时又保证其生存期。本例患者采用经尿道膀胱肿瘤整块切除术联合 GP 化疗，术后随访 16 个月，未见肿瘤局部复发及转移。后续需继续延长随访时间，获取更长期的随访数据明确长期疗效及预后。

目前，根治性全膀胱切除术仍然是 MIBC 患者的标准选择，在缺乏随机对照试验的情况下，应谨慎选择适合患者。患者应由泌尿肿瘤学家、放射肿瘤学家和医学肿瘤学家在多学科膀胱癌联合诊治的环境中综合评估，以便在开始潜在的治愈性治疗之前审查所有治疗方案。

综上所述，根治性 TURBT 联合 GP 方案全身静脉辅助化疗的保膀胱方案治疗 $T_2N_0M_0$ 期 MIBC 患者，其远期生存率与膀胱癌根治术组相比未见有明显差异，术后多项远期治疗指标优于根治组，保留了膀胱功能和男性性功能，从而改善其生活质量，提示该保膀胱治疗方案的有效性与优越性，需进一步行大样本前瞻性研究明确其应用价值。

（病例提供：张俊峰　上海市第十人民医院）

（点评专家：林天歆　中山大学附属第五医院）

参考文献

[1]Fahmy O，Khairul-Asri MG，Schubert T，et al.A systematic review and meta-analysis on the oncological long-term outcomes after trimodality therapy and radical cystectomy with or without neoadjuvant chemotherapy for muscle-invasive bladder cancer[J].Urol Oncol，2018，36（2）：43-53.

[2]Linda S Yang，Bernard L Shan，Leonard L Shan，et al.A systematic review and meta-analysis of quality of life outcomes after radical cystectomy for bladder cancer[J].Surg Oncol，2016，25（3）：281-297.

[3]Zhengdong Hong，Jinxian Wu，Qiang Li，et al.Meta-analysis reveals no significant association between ERCC6 polymorphisms and bladder cancer risk[J].Int J Biol Markers，2017，32（1）：113-117.

病例 5　T_1G_3 膀胱肿瘤发生淋巴转移的系统治疗

一、病历摘要

（一）病史介绍

患者男性，76岁，因"肉眼血尿3个月"就诊。外院膀胱镜检查示膀胱内实性占位，考虑膀胱癌。患者既往体健。否认高血压、糖尿病、冠心病等基础病病史，否认吸烟史，否认化学毒物接触史。

（二）体格检查

体重指数（body mass index，BMI）21.25，体表面积（body surface area，BSA）1.71 m^2，全身淋巴结未触及肿大，腹软，无压痛，双侧肾区无叩痛，双侧输尿管走行区无压痛，耻骨上区无叩痛。体力状态评分（eastern cooperative oncology group，ECOG）0 分，数字疼痛强度量表（numerical rating scale，NRS）评分 0 分。

（三）辅助检查

血常规、凝血功能、肝肾功能等检查基本正常。入院后完善盆腔增强 CT 示膀胱左后壁占位，直径约 2.7 cm，增强后明显强化，CT 报告未报盆腔引流区淋巴结肿大。

（四）初步诊断

高危非肌层浸润性膀胱癌 $pT_1N_0M_0$。

（五）治疗经过

患者行经尿道膀胱肿瘤电切术，术中见膀胱颈口 1.5 cm 新生物，广基，后壁 0.8 cm 新生物，有蒂，其余膀胱黏膜未见异常。术后病理示两处肿瘤均为高级别浸润性尿路上皮癌，浸润至固有层。免疫组化：p53（+++），Ki-67（60%+），Gata-3（+），CK20（+）。术后 2 个月行二次电切未见肿瘤复发。同时完善盆腔 MRI 未见闭孔、髂血管等引流区淋巴结肿大。

术后予以表柔比星静脉灌注化疗。术后半年患者自觉左侧腹股沟淋巴结肿大，行淋巴结穿刺活检示转移性尿路上皮癌（metastatic urothelial carcinoma，mUC），遂复查盆腔 CT 示后腹膜、左侧髂血管旁、左侧腹股沟多发肿大淋巴结，其中左侧腹股沟淋巴结大小约为 26 mm×18 mm。考虑患者转移性尿路上皮癌，行 GP 方案化疗 6 周期。再次评估 MRI 示左侧腹股沟淋巴结体积明显缩小（大小约为 15 mm×7 mm），强化后明显降低，评估疗效为部分缓解（partial response，PR）。

后患者常规随访，6 个月后复查 MRI 示左侧盆腔、腹股沟淋巴结较前增大（大小约为 17 mm×10 mm），再行 GP 方案化疗 4 周期，病灶未明显变化。后因新冠疫情延误治疗，1 年后患者再次随访，靶病灶增大（大小约为 36 mm×23 mm）（病例5 图 1）。遂行基因检测，检测结果示患者 FANCA 基因失活突变，TP53 失活突变，TMB 为 16.29 Muts/Mb。经 MDT 讨论后，在 GP 方案化疗基础上加用特瑞普利单抗治疗，目前仍在治疗中。

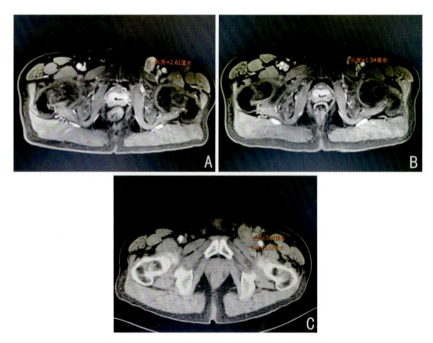

病例5 图 1　患者腹股沟靶病灶治疗前后变化

A. 2018 年 9 月，淋巴结大小约为 26 mm×18 mm；B. 2019 年 1 月，淋巴结大小约为 15 mm×7 mm；C. 2020 年 5 月，淋巴结大小约为 36 mm×23 mm。

二、病例讨论

1. 该患者并无肌层浸润性膀胱癌，为何发生淋巴结转移？非肌层浸润性膀胱癌发生淋巴结转移的概率为多少？患者有哪些预后不良因素？

该患者病理为 T_1 期，高级别，有两处病灶。欧洲癌症研究与治疗组织（European Organization for Research and Treatment of Cancer，EORTC）评分为 6 分，1 年复发率为 38%，进展率为 5%，术后半年发现腹股沟淋巴结转移，确实较为罕见。而文献显示，非肌层浸润性膀胱癌淋巴结转移的概率为 1%～10%。该患者还有一些不良的预后因素，肿瘤长在膀胱颈部，膀胱颈部生长被认为是肿瘤复发和进展的独立预后因素，其原因可能是因为膀胱颈部血供较为丰富、肿瘤容易进入脉管系统播散、颈部肿瘤可能电切不完全、灌注药物接触不充分等。此外，患者免疫组化中 Ki-67 阳性率 60%，提示细胞增生可能较快，p53 阳性提示患者有 p53 突变，也是预后不良的因素 [1-2]。

2. 患者基因检测 *FANCA* 突变，提示什么？

FANCA 基因位于人类染色体 16q24.3，编码含 1455 个氨基酸的 FANCA 蛋白，在 DNA 损伤修复中发挥作用，是抑癌基因 [3-4]。*FANCA* 基因突变将导致 DNA 修复缺陷和基因组不稳，而 DNA 损伤修复基因突变的进展期尿路上皮癌患者 [5-6]，对含铂类化疗的疗效更好，因此，使用 GP 方案化疗时，患者肿瘤明显缩小，也验证了基因检测的结果。患者在常规 6 个周期化疗后，继续随访，靶病灶增大后再次使用化疗，但此后化疗的作用逐渐减弱，提示可能出现筛选出耐药的克隆。在化疗失效后，采用免疫治疗，也是符合现行指南的。

三、专家点评

该患者初诊时为高危 NMIBC，半年后发生淋巴结转移，而膀胱内无病灶，未经过经典的 NMIBC-MIBC-mUC 阶段，实属少见。回顾该病例，我们想找出是否有机会避免患者出现转移，即在某个时间点及时介入行早期膀胱癌根治术。如初诊时即行早期根治联合淋巴结清扫，或可避免后续的转移，但有过度治疗之嫌，而等到患者发生转移之后，已失去了根治机会。这提示我们对于 T_1 高级别的膀胱癌而言，确实有部分患者应该早期接受膀胱癌根治术，但目前仍然缺乏合适的指标预测这部分进展极快的患者。现有的指南仍然是通过临床病理因素来预测 T_1 高级别膀胱癌的进展风险，但这显然是不足的，已经有研究显示可以采用分子预测 T_1 高级别患者的预后，如 *TP53* 的突变与疾病进展相关，而高 TMB、*ERCC2* 突变可能与较好预后有关等，未来期待更多相关研究可以指导 T_1 高级别患者的精准治疗。

（病例提供：刘晟骅　复旦大学附属华山医院）

（点评专家：鄢　阳　上海市第十人民医院）

参考文献

[1]Nishiyama H，Watanabe J，Ogawa O.p53 and chemosensitivity in bladder cancer[J].Int J Clin Oncol，2008，13（4）：282-286.

[2]Smith ND，Rubenstein JN，Eggener SE，et al.The p53 tumor suppressor gene and nuclear protein：basic science review and relevance in the management of bladder cancer[J].J Urol，2003，169（4）：1219-1228.

[3]Castella M，Pujol R，Callén E，et al.Origin，functional role，and clinical impact of fanconi anemia FANCA mutations[J].Blood，2011，117（14）：3759-3769.

[4]Patrycja P，Laure D，Sebastian G，et al.FANCA deficiency promotes leukaemic progression by allowing the emergence of cells carrying oncogenic driver mutations[J].Oncogene，2023，42（37）：2764-2775.

[5]Nurgalieva A，Galliamova L，Ekomasova N，et al.Whole exome sequencing study suggests an impact of FANCA，CDH1 and VEGFA genes on diffuse gastric cancer development[J].Genes（Basel），2023，14（2）：280.

[6]Solanki A，Mohanty P，Shukla P，et al.FANCA gene mutations with 8 novel molecular changes in indian fanconi anemia patients[J].PLoS One，2016，11（1）：e0147016.

病例 6　初诊肌层浸润性膀胱癌（MIBC）的保守治疗

一、病历摘要

（一）病史介绍

患者男性，76 岁，因"尿频、尿急、尿痛半个月"就诊。查 B 超示膀胱内实性占位，考虑膀胱癌。患者既往体健，否认高血压、糖尿病、冠心病等基础疾病病史，否认吸烟史，有长期芳香环类化学试剂接触史。

（二）体格检查

BMI 21.25，BSA 1.71 m²，全身淋巴结未触及肿大，腹软，无压痛，双侧肾区无叩痛，双侧输尿管走行区无压痛，耻骨上区无叩痛。ECOG 评分 0 分，NRS 评分 1 分。

（三）辅助检查

血常规、凝血功能、肝肾功能等检查基本正常。入院后完善盆腔增强 CT 示膀胱左后壁占位，直径约 2.7 cm，增强后明显强化。CT 未提示盆腔引流区淋巴结肿大。

（四）初步诊断

肌层浸润性膀胱癌。

（五）治疗经过

患者遂行经尿道膀胱肿瘤电切术，术中见膀胱左侧壁 2 cm 大小菜花样占位，广基，其余膀胱黏膜未见异常。术后病理示膀胱高级别浸润性尿路上皮癌，浸润至肌层。免疫组化：CK7（+），CK20（+），Gata-3（+），p40（+），p63（+），Ki-67（80%+）。考虑患者为肌层浸润性膀胱癌，建议行膀胱癌根治术，但患者拒绝并要求保膀胱治疗。遂于术后 4 周行二次电切，术中对原电切创面再次评估，病理示创面结缔组织增生伴大片坏死及钙盐沉积，未见肿瘤组织。再次建议患者行膀胱癌根治术，但患者认为二次电切病理为阴性，再次拒绝行膀胱癌根治术，要求保膀胱治疗，并密切随访。

1个月后患者行盆腔 MRI 增强发现髂血管旁、腹膜后多发淋巴结转移，靶病灶最大径 2.3 cm。进一步行正电子发射断层显像 – 计算机断层扫描（positron emission tomography – computed tomography，PET–CT）检查发现除上述部位外，左侧颈部锁骨上淋巴结也有 FDG 代谢增高。诊断为转移性高级别尿路上皮癌。

随后患者接受了 GP 方案化疗，具体方案为吉西他滨 1.4 g 第 1 天、第 8 天，顺铂 30 mg 第 2 天、第 8 天、第 9 天。化疗 3 周期后患者盆腔、腹膜后淋巴结缩小，靶病灶直径为 1.4 cm，考虑 PR，但患者出现了Ⅱ度骨髓抑制，无法耐受化疗，由于患者无明显自觉症状，遂自行停止化疗。

随后 6 个月患者未进行任何全身治疗，因逐渐感觉骶髂关节疼痛再次就诊，此时行 MRI 评估提示髂血管旁、后腹膜淋巴结明显增大，靶病灶最大径 3 cm。患者同时进行基因检测，提示存在 *BRCA2* 基因的体系的失活性突变（p.S884X），肿瘤突变负荷较高，为 18.54 Muts/Mb。

考虑患者可能对免疫治疗敏感，随后更改治疗方案为 GP 方案化疗联合帕博利珠单抗。但患者很快再次出现化疗不耐受，表现为严重贫血、恶心、呕吐。遂单用免疫治疗，但肿瘤增大迅速，3 个月后评价靶病灶最大径增至约 4.5 cm，并侵犯骶骨，此时为缓解症状，对患者肿瘤加用局部治疗，颈部肿块予以放疗，对髂血管旁肿块加高强度聚焦超声治疗（high intensity focused ultrasound，HIFU），并加用安罗替尼，肿瘤控制均不理想。再过 3 个月后评估盆腔、后腹膜淋巴结明显增大，靶病灶最大径约 6.8 cm。患者在初诊膀胱癌 18 个月后死亡。

二、病例讨论

1. 患者为何会在初诊膀胱癌手术后短时间内 PET–CT 发现进展？是否存在首次诊断时分期不准确情况？该患者二次电切病理为阴性应如何理解？

该患者膀胱癌初诊时行 CT 增强，诊断肿瘤较为明确，与 MRI 相比，CT 提供的空间分辨率有限，对肿瘤分期判断能力也有限，2018 年欧洲泌尿外科学会和欧洲泌尿放射学会推出了基于多参数 MRI 的膀胱癌影像报告数据系统（Ⅵ -RADS），推荐对于膀胱肿瘤术前采用 MRI 进行分期。然而重新回顾该患者术前 CT，肿瘤范围较大，局部僵硬，术前髂总引流区域即有肿大淋巴结，因此术前诊断应为 $cT_{2\sim4}N_3M_x$。二次电切术后 1 个月行 PET–CT 提示腹膜后、盆腔两侧髂血管区肿大，应为术前即存在的淋巴结转移（病例 6 图 1）。

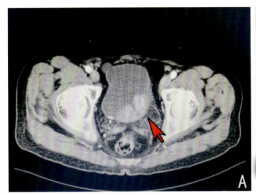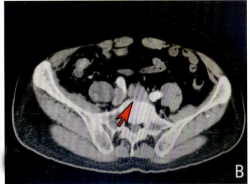

病例 6 图 1　患者术前 CT

A．膀胱肿瘤；B．术前即存在的髂总淋巴结转移。

患者首次电切提示肌层浸润，因自身原因抗拒膀胱癌根治，且二次电切病理为阴性，因此坚定其保膀胱愿望。然而膀胱癌电切术后病理存在一定的分期错判率，TURBT 手术后病理并非完全反映肿瘤的真实浸润程度。肿瘤位置、设备限制、术者经验均对电切质量起影响作用。该患者二次电切即便病理未见肿瘤，但由于原电切部位短期内瘢痕形成、水肿、创面修复等因素均可能影响病理判断，因此做出患者膀胱内无肿瘤的判断应相对谨慎。

2．肌层浸润肿瘤如采取保膀胱治疗应如何选择较为恰当？

根据 EAU 指南[1]，对于身体条件不能耐受根治性膀胱切除术或不愿接受根治术的肌层浸润性膀胱癌患者，可以考虑行保膀胱综合治疗。肌层浸润性膀胱肿瘤有较高的淋巴结和远处转移比例，因此需要对患者进行严格筛选。以往国内外对于少部分肿瘤局限于浅肌层、二次电切阴性的患者采用单纯 TURBT 进行保膀胱治疗。但研究证明肿瘤基底活检为 pT_0 或 pT_1 的患者有 20% 会进展成 MIBC，肿瘤特异性病死率为 47%，因此单独 TURBT 不应作为 MIBC 保膀胱的治疗手段。目前国外采用 TURBT 联合放、化疗作为保膀胱的治疗手段，但患者指征选择必须严格，通常是小的单发肿瘤、无淋巴结转移、无原位癌（carcinoma in situ，CIS）、无肿瘤相关肾积水及治疗前膀胱功能良好的患者。

3．该患者的基因检测报告提示什么，对治疗有何指导意义？患者免疫治疗为何无效，是否出现了超进展？可能导致超进展的因素有哪些？

患者基因检测报告中提示两点：①含有 BRCA2 p.S884X 突变；②肿瘤突变负荷较高。BRCA2 为 DNA 损伤修复基因[2]，p.S884X 突变是有害突变。BRCA 基因突变与多种肿瘤发生和进展有关，如乳腺癌、卵巢癌、前列腺癌等。DNA 损伤修复基因突变也与膀胱癌的不良预后有关[3]。因此，该患者肿瘤生物学行为较差，进展较快。对于治疗而言，含 DNA 损伤修复基因突变的进展期尿路上皮癌患者，接受含铂类化疗的疗效要优于无此类突变的患者[4]。因此，可以推荐患者采用含铂类药物的化疗。

该患者 TMB 较高，高 TMB 普遍被认为是免疫治疗的有利因素。但该患者免疫治疗无效并出现肿瘤快速进展。超进展的定义为经免疫治疗后病灶体积不减反增，病灶进展较治疗前发展更快，并且预后不佳，通常要满足以下条件：①肿瘤进展时间＜2 个月；②肿瘤负荷相比于基线期增长超过 50%；③免疫治疗后肿瘤生长速率增加大于 2 倍。该患者可认为是免疫治疗超进展。在既往各癌种病例报告中，超进展发生率在 4%～29%，其机制不明确，年龄大，接受放疗，MDM2/4 扩增，Treg 细胞扩增及 EGFR 突变等可能是超进展的危险因素。

三、专家点评

该患者初诊时即为肌层浸润性尿路上皮癌伴有髂总淋巴结转移，应推荐患者行膀胱癌根治联合扩大淋巴结清扫，或有可能改善患者预后，否则可能延误治疗时机。但初诊时术前评估不完善，未发现患者已存在淋巴结转移，首次电切提示肌层浸润肿瘤后，该患者对膀胱癌根治有顾虑，而二次电切阴性病理强化了其保膀胱的希望，致使患者做出错误决定，其中固然有患者本身较为固执的因素。但回顾该病例提示我们，对于膀胱肿瘤术前的精准分期尤为重要，决定了肿瘤治疗的后续决策。泌尿外科医师应学会亲自影像读片，尤其是对于肿瘤分期，淋巴结转移要有术前判断。多参数核磁共振可提供更多的序列信息，在膀胱肿瘤术前诊断中的作用正日益得到重视，值得大力推广。

对于该患者的治疗而言，出现髂总水平以上淋巴结转移即为 M_1 期，当 PET-CT 提示患者腹膜后及锁骨上淋巴结转移后，按照目前诊疗指南采用 GP 方案化疗，一线化疗对患者是有效的，这也符合基因检测的结果，即 DNA 修复基因突变的患者对铂类化疗更为敏感，然而患者不能耐受化疗并停药，这也是后来肿瘤进展的主要因素。对于化疗不能耐受的患者改用 PD-1 抑制剂治疗，符合现行治疗常规。然而患者虽存在免疫治疗的有利因素，但接受免疫治疗后出现超进展，其原因尚不明确，或许与患者此时严重贫血、整体免疫状态低下有关，这也给我们进一步思考，在免疫治疗时代，是否存在某些患者不适合接受免疫治疗，是否存在某些基因或分子可以预测超进展的发生？仍有待于未来深入研究。

（病例提供：刘晟骅　复旦大学附属华山医院）

（点评专家：鄢　阳　上海市第十人民医院）

参考文献

[1]Babjuk M，Bohle A，Burger M，et al.EAU guidelines on non-muscle-invasive urothelial carcinoma of the bladder：update 2016[J].Eur Urol，2017，71（3）：447-461.

[2]Yoshida K，Miki Y.Role of BRCA1 and BRCA2 as regulators of DNA repair，transcription，and cell cycle in response to DNA damage[J].Cancer Sci，2004，95（11）：866-871.

[3]Barnes JL，Zubair M，John K，et al.Carcinogens and DNA damage[J].Biochem Soc Trans，2018，46（5）：1213-1224.

[4]Teo MY，Bambury RM，Zabor EC，et al.Commentary on "DNA damage response and repair gene alterations are associated with improved survival in patients with platinum-treated advanced urothelial carcinoma"[J].Urol Oncol，2018，36（7）：345-346.

病例 7　尿路上皮多器官癌诊治 1 例长期随访报告

一、病历摘要

（一）病史介绍

患者男性，74 岁，因"肉眼血尿 1 个月"就诊。查 B 超示左侧肾盂内占位。患者既往体健，否认高血压、糖尿病、冠心病等基础疾病病史，否认吸烟史，否认化学试剂接触史。

（二）体格检查

BMI 21.1，全身淋巴结未触及肿大，腹软，无压痛，双侧肾区无叩痛，双侧输尿管走行区无压痛，耻骨上区无叩痛。ECOG 评分 0 分。

（三）辅助检查

血常规、凝血功能、肝肾功能等检查基本正常。入院后完善 CTU 示左侧肾盂内软组织占位，直径约 2 cm，增强后明显强化。

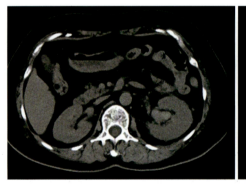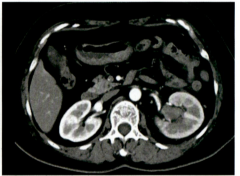

病例 7 图 1　CTU 检查示左侧肾盂内占位

（四）初步诊断

左侧肾盂癌。

（五）治疗经过

患者诊断左侧肾盂癌明确，遂于 2010 年 5 月行左侧肾输尿管全长膀胱袖状切除术，术后病理（肾盂）示尿路上皮癌，高级别，$pT_2N_0M_0$。术后患者恢复良好，1 周后拔出引流管出院，按当时指南，术后未行辅助治疗。

患者术后规范定期复查，每 3 个月复查膀胱镜，在 2011 年 2 月复查膀胱镜发现膀胱后壁 1 cm 左右菜花样占位，行 TURBT，术后病理示 T_a，低级别乳头状尿路上皮癌，术后予以表柔比星静脉灌注化疗。2013 年 7 月因"肉眼血尿 2 天"入院，查膀胱镜发现膀胱左侧壁、底部共计 3 处菜花样占位，大小约为 5 ～ 15 mm。病理为 T_a 低级别尿路上皮癌；2013 年 12 月膀胱镜复查发现右侧壁肿瘤复发，活检病理示高级别尿路上皮癌，考虑患者反复复发有进展的趋势，经 MDT 讨论后，行膀胱癌根治输尿管皮肤造口，术后病理示高级别尿路上皮癌，$pT_aN_0M_0$。

后患者长期随访，目前已术后 8 年，每 3 个月定期更换输尿管支架，对造口护理逐渐适应，无Ⅲ～Ⅳ期并发症发生，对生活质量满意，未发现肿瘤复发。

二、病例讨论

1. 上尿路尿路上皮癌并发膀胱肿瘤的概率有多少？患者为何会在不同时间点发生不同器官的尿路上皮癌？

该患者初诊时为左侧肾盂癌，无合并膀胱肿瘤，术后随访过程中出现膀胱肿瘤。尿路上皮癌有多灶性、异时性发生的特点 [1–3]，主流观点有两种学说，第一种是"环境改变"，即致癌因素持续作用于上皮细胞，导致细胞癌变；第二种为"种植播散"，即单克隆起源的肿瘤细胞，通过管腔内脱落种植，或上皮内迁移，导致同时性或异时性的多病灶。上尿路尿路上皮癌发生膀胱肿瘤的概率高达 30% ～ 75%。而膀胱癌同时并发上尿路尿路上皮癌的概率不到 2.5%。上尿路尿路上皮癌也有对侧复发的风险，比例为 2% ～ 8%。

2. 输尿管皮肤造口远期并发症如何？

该患者因膀胱内反复肿瘤复发，且复发间隔越来越短，病灶增多，属于高危 NMIBC，因此考虑膀胱癌根治单侧输尿管皮肤造口，输尿管皮肤造口往往被主流观点认为仅为姑息性的尿流改道方式 [4]，远期并发症包括输尿管狭窄、肾积水、造口周围炎、肾盂肾炎、输尿管支架脱落等。事实上，我们的造口方式需长期留置输尿管支架，不存在输尿管狭窄或肾积水可能。既往报道，输尿管皮肤造口由于需要长期留置导尿管支架，肾盂肾炎发生率为 26% 左右，但如果患者护理得当并严密随访，发生并发症的概率还是可控的，该患者随访 8 年，仍无瘤生存，生活质量满意，证实了该观点。

三、专家点评

该病例属于典型的上尿路尿路上皮癌，术后膀胱复发。由于膀胱肿瘤反复复发，并有进展趋势，行早期膀胱癌根治术。由于患者为孤立肾，为保护肾功能，采用了输尿管皮肤造口的尿流改道方式，而非常见的回肠通道术，是最大程度防止输尿管狭窄，减少术后并发症。术后患者长期留置输尿管支架。患者自发病起目前已存活 11 年，肿瘤控制良好。该病例提示我们，对于不同患者选择个体化的根治手术介入时机，并根据患者自身情况，选择合适的尿流改道方式，对提高患者的生活质量和预后是十分重要的。

（病例提供：刘晟骅　复旦大学附属华山医院）

（点评专家：鄢　阳　上海市第十人民医院）

参考文献

[1]Cathomas R，Lorch A，Bruins HM，et al.The 2021 updated European Association of Urology guidelines on metastatic urothelial carcinoma[J].Eur Urol，2022，81（1）：95-103.

[2]Gandhi J，Chen JF，Al-Ahmadie H.Urothelial carcinoma：divergent differentiation and morphologic subtypes[J].Surg Pathol Clin，2022，15（4）：641-659.

[3]Rübben H，Vom Dorp F.Urothelial carcinoma[J].Urologe A，2011，50（1）：176-178.

[4]Zan Liu，Qiuye Tian，Shunyao Xia，et al.Evaluation of the improved tubeless cutaneous ureterostomy technique following radical cystectomy in cases of invasive bladder cancer complicated by peritoneal metastasis[J].Oncol Lett，2016，11（2）：1401-1405.

病例 8　初诊为少见病理类型肌层浸润性膀胱癌（MIBC）的手术治疗

一、病历摘要

（一）病史介绍

患者男性，78 岁，因"尿频 1 个月"就诊。B 超示膀胱右侧壁实质性占位，大小约 4 cm。患者既往体健，有高血压病史，否认糖尿病、冠心病等基础疾病病史，否认吸烟史，否认化学试剂接触史。

（二）体格检查

BMI 20.7，全身淋巴结未触及肿大，腹软，无压痛，双侧肾区无叩痛，双侧输尿管走行区无压痛，耻骨上区无叩痛。ECOG 评分 0 分。

（三）辅助检查

血常规、凝血功能、肝肾功能等检查基本正常。入院后完善 MRI 示膀胱右侧壁及后壁明显增厚，考虑恶性肿瘤可能，累及右侧输尿管开口导致右肾积水（病例 8 图 1）。

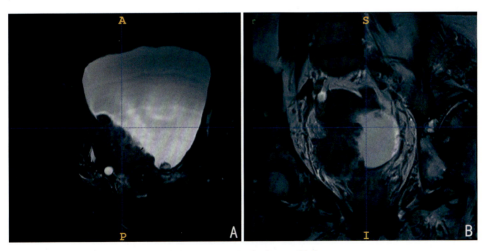

病例 8 图 1　入院后 MRI 检查

A．MRI 轴位所示右侧壁膀胱肿瘤；B．MRI 冠状位所示右侧壁膀胱肿瘤。

（四）初步诊断

肌层浸润性膀胱肿瘤。

（五）治疗经过

膀胱镜发现膀胱右侧壁、后壁、三角区广泛黏膜隆起样病变，右侧输尿管开口不可见。活检示高级别浸润性尿路上皮癌，微乳头变异型。结合影像学诊断肌层浸润性膀胱肿瘤，于2013年7月行膀胱癌根治输尿管皮肤造口，术后病理为高级别浸润性尿路上皮癌（微乳头变异型），浸润膀胱全层至外膜外脂肪组织，脉管见癌栓，局灶侵犯神经束，切缘阴性，左侧盆腔淋巴结（0/2枚），右侧盆腔淋巴结（1/2枚）见癌转移。免疫组化：p53（+++），Ki-67（35%+），CK7（+），CK20（+）。综合术后诊断：微乳头变异型尿路上皮癌，$pT_3N_1M_0$。

术后患者予以GP方案辅助化疗4周期，然后长期规律随访，目前术后已有8年，每3个月定期更换输尿管支架，对造口护理逐渐适应，无Ⅲ～Ⅳ期并发症发生，对生活质量满意，随访未发现肿瘤复发。

二、病例讨论

1. 微乳头状膀胱癌有什么特点，预后如何？应该选择何种治疗方式？

微乳头状尿路上皮癌是常见的组织学变异，在尿路上皮癌中发生率为0.7%～2.2%，具有较高的侵袭性，对于各期微乳头状尿路上皮癌，手术切除是最有效的方法，采用新辅助化疗并不能改善生存率。最近研究表明，微乳头状尿路上皮癌就诊时往往分期较晚，但与同期的纯尿路上皮癌相比，根治术后肿瘤特异性生存期（cancer-specific survival，CSS）或OS并无差异[1-2]。该患者为典型的微乳头状尿路上皮癌，就诊时即为T_3期伴淋巴结转移。因此，选择即刻膀胱癌根治是符合指征的。

2. 膀胱癌患者淋巴结转移预后如何？辅助化疗目前的地位如何？选择辅助化疗的指征是什么？

淋巴结转移的膀胱癌预后同样不良，患者五年生存率约35%。淋巴结转移的患者术后70%～80%会出现复发，而淋巴结阴性患者的术后复发率为30%[3]。该患者术后出现淋巴结转移，也是预后不良的重要因素。根据指南，术后辅助化疗的

指征为 T_3、T_4 期或淋巴结转移患者。但辅助化疗的研究目前缺乏设计良好的随机对照试验，因此都缺乏足够的证据证实其总体有效性，在指南中始终没有列为 I 类推荐，其最大阻碍在于患者膀胱切除术后往往出现状态下降，有肾功能恶化或出血等并发症，有 25% 的患者不能耐受化疗 [4]。对于该患者，术后一般情况良好的话，建议行至少 3 个周期的辅助化疗。

三、专家点评

该病例属于典型的微乳头状变异型尿路上皮癌，尿路上皮癌有多种组织学变异，包括微乳头状变异、巢状变异、透明细胞变异、腺癌分化等变异类型，尿路上皮癌的特点都是侵袭程度较高，首诊时分期较晚，因此预后普遍较差。但变异病理特征尿路上皮癌发病率普遍较低，因此对治疗缺乏最佳的推荐，目前认为，如果治疗得当，变异型尿路上皮癌与同一阶段单纯性尿路上皮癌可以取得相同的生存结果。但在大多数情况下，新辅助化疗和根治性膀胱切除术加盆腔淋巴结清扫仍然是主要的治疗方法。

该患者发病时为 2013 年，此时新辅助化疗并未普遍推荐，因此选择根治性膀胱切除术，联合术后辅助化疗，取得了较好的生存结果，目前仍无瘤生存，继续随访。该患者预后不良的病理因素还有淋巴结转移，神经血管侵犯。因此仍需要严格地终生随访。但该病例的诊治经验提示我们，对于淋巴结转移的患者，辅助化疗也可以获得满意的疗效。在目前分子分型的时代，未来我们可以研究何种分子亚型对辅助化疗最为敏感，并对患者做出精准的个体化治疗。

（病例提供：张文涛　上海市第十人民医院；刘晟骅　复旦大学附属华山医院）

（点评专家：林天歆　中山大学附属第五医院）

参 考 文 献

[1]Ogbue O，Haddad A，Almassi N，et al.Overview of histologic variants of urothelial carcinoma：current trends and narrative review on treatment outcomes[J].Transl Androl Urol，2022，11（6）：877−901.

[2]Bertz S，Wach S，Taubert H，et al.Micropapillary morphology is an indicator of poor prognosis in patients with urothelial carcinoma treated with transurethral resection and radiochemotherapy[J].Virchows Arch，2016，469（3）：339−344.

[3]Liu S，Chen X，Lin T.Lymphatic metastasis of bladder cancer：molecular mechanisms，diagnosis and targeted therapy[J].Cancer Lett，2021，505：13−23.

[4]Li S，Wang Y，Hu X.Prognostic nomogram based on the lymph node metastasis indicators for patients with bladder cancer：A SEER population−based study and external validation[J].Cancer Med，2023，12（6）：6853−6866.

病例 9　高危非肌层浸润性膀胱癌（NMIBC）转移的综合治疗

一、病历摘要

（一）病史介绍

患者男性，50 岁，因"反复无痛性肉眼血尿 1 个月"就诊。查 B 超示膀胱内多发实性占位，直径约 1.0 ～ 3.5 cm。患者既往体健，否认高血压、糖尿病、冠心病等基础疾病病史，否认吸烟史，否认化学试剂接触史。

（二）体格检查

BMI 22.05，全身淋巴结未触及肿大，腹软，无压痛，双侧肾区无叩痛，双侧输尿管走行区无压痛，耻骨上区无叩痛。ECOG 评分 0 分。

（三）辅助检查

血常规、凝血功能、肝肾功能等检查基本正常。泌尿系统 B 超未见肾盂积水，MRI 示膀胱内多发占位，考虑膀胱癌（病例 9 图 1）。

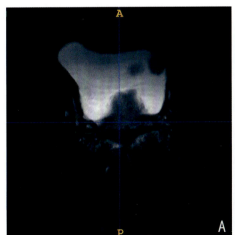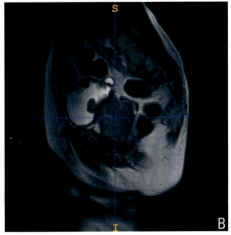

病例 9 图 1　MRI 检查

A. MRI 冠状位；B. MRI 矢状位。

（四）初步诊断

膀胱癌。

（五）治疗经过

2014 年 2 月行 TURBT 术，术中发现膀胱多发占位，左侧、右侧、前壁、后壁、颈口、前列腺尿道部均有菜花样占位，有蒂，最大径约 2 cm。术后病理为 T_a 高级别尿路上皮癌；免疫组化 p53（+++），Ki-67（60%+）。2014 年 3 月再行 TURBT 术，术中发现右侧仍有肿瘤残余，病理为 T_a 高级别尿路上皮癌；患者行吉西他滨膀胱灌注化疗；2014 年 8 月复查膀胱镜发现肿瘤复发，TURBT 术后病理为 T_a 高级别尿路上皮癌；2014 年 12 月复查膀胱镜发现后壁黏膜异常，TURBT 术后病理为原位癌。

患者更改灌注方案为卡介苗灌注治疗；2015 年 4 月复查膀胱镜发现膀胱黏膜异常，TURBT 术后病理为原位癌；2015 年 7 月、2015 年 11 月分别复查膀胱 CT 未发现异常；2016 年 6 月复查膀胱镜示前列腺尿道部菜花样病变，TURBT 术后病理为高级别尿路上皮癌；2016 年 11 月患者自感左侧髂腰部疼痛，MRI 检查示骶骨，两侧髋臼，耻骨下肢多发异常信号，胸部 CT 示肺内多发转移结节。此时因血尿及膀胱填塞行膀胱癌根治加回肠膀胱术。术后病理示高级别尿路上皮癌，累及前列腺、精囊，脉管见癌栓。盆腔淋巴结未见转移。考虑患者 $pT_4N_0M_1$。

随后患者接受了吉西他滨联合顺铂方案化疗，但化疗期间肺内、骨转移病灶持续进展，患者不得不接受镇痛治疗，并于 2017 年 6 月死亡。

二、病例讨论

1. 该患者初诊时进展风险如何，出现原位癌时，复发和进展的风险为多少？卡介苗灌注对原位癌的有效率为多少？

该患者初诊时为 T_a 期，高级别，肿瘤数目多个（> 8 个），根据 EAU 指南为高危 NMIBC 中的 EORTC 评分系统，1 年复发率高达 61%，1 年内进展率为 17%。在术后 10 个月复发病理出现原位癌。而原位癌使用卡介苗灌注，完全缓解率为 72% ～ 93%，对于卡介苗完全反应的患者，仍有 10% ～ 20% 最终进展为肌层浸润，而无反应的患者，比例高达 66%。该患者卡介苗灌注后 6 个月再次出现原位癌，属于对卡介苗无反应，按照指南定义，在接受卡介苗治疗6个月后再次出现原位癌，属于卡介苗难治（BCG refractory），应建议行膀胱癌根治术[1]。

2. 患者出现前列腺尿道部肿瘤，提示什么？NMIBC发现前列腺尿道部肿瘤风险有多少？

患者随访过程中发现前列腺尿道部位高级别尿路上皮癌，膀胱颈、后尿道部肿瘤都被证实是预后不良的因素，颈口和后尿道临近脉管系统，血供丰富，肿瘤容易播散。据统计，10%～15%的高危NMIBC患者在5年内可检出尿路上皮癌侵犯前列腺尿道，10年的风险达20%～40%。如果仅为低级别复发，通常应通过完整的经尿道前列腺切除术（transurethral resection of prostate，TURP）根除疾病，以及膀胱内治疗充分作用于前列腺、尿道。对于高级别的疾病，要考虑根治性膀胱前列腺切除术[2-3]。

三、专家点评

该患者初诊时属于高危NMIBC，治疗期间反复复发，后出现原位癌，此时应属于极高危NMIBC，可推荐行膀胱癌根治术，但患者要求继续保膀胱治疗，予以卡介苗灌注，但出现卡介苗难治，提示肿瘤恶性程度高、进展快，此时继续保膀胱治疗有着极大风险。回顾病例，该患者接受膀胱癌根治的时机最晚应在卡介苗灌注失败时进行。患者接受膀胱癌根治时实际上已存在肺部转移，属于转移性尿路上皮癌（mUC），此时膀胱癌根治并未改善患者的预后，患者最终因肿瘤转移死亡。综上所述，该病例给我们的启示是，对于高危的非肌层浸润性膀胱肿瘤，在何时采取根治手术的时机选择是十分重要的。

（病例提供：张俊峰　上海市第十人民医院）

（点评专家：姚旭东　上海市第十人民医院）

参考文献

[1]Sylvester RJ，Rodríguez O，Hernández V，et al.European Association of Urology（EAU）prognostic factor risk groups for non-muscle-invasive bladder Cancer（NMIBC）incorporating the WHO 2004/2016 and WHO 1973 classification systems for grade：An update from the EAU NMIBC guidelines panel[J].Eur Urol，2021，79（4）：480-488.

[2]Matsumoto K，Hayakawa N，Nakamura S，et al.Bladder metastasis from renal cell carcinoma：retrospective analysis of 65 reported cases[J].Clin Exp Metastasis，2015，32（2）：135-141.

[3]Mak RH，Hunt D，Shipley WU，et al.Long-term outcomes in patients with muscle-invasive bladder cancer after selective bladder-preserving combined-modality therapy：a pooled analysis of Radiation Therapy Oncology Group protocols 8802，8903，9506，9706，9906，and 0233[J].J Clin Oncol，2014，32（34）：3801-3809.

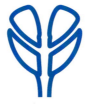

第二部分

前列腺肿瘤

病例 10　前列腺癌融合靶向穿刺诊疗

一、病历摘要

（一）病史介绍

一般资料：患者男性，56 岁，因"体检发现前列腺特异性抗原（prostate specific antigen，PSA）升高 2 年"入院。

现病史：患者于 2 年前无明显诱因开始出现排尿不畅，伴有尿频、尿急，夜尿 3～4 次，伴有排尿末滴沥不尽，尿线较前变细，无尿痛，无肉眼血尿，无腰酸、腰痛，无下腹部或会阴部胀痛。2016 年 11 月，患者至当地医院就诊，查 B 超示前列腺增生，大小约 5.3 cm×2.9 cm×4.3 cm。血液检查示总前列腺特异性抗原（total prostate specific antigen，tPSA）24.83 ng/mL，游离前列腺特异性抗原（free prostate specific antigen，fPSA）1.244 ng/mL。进一步检查前列腺 MRI 示前列腺增生改变，盆腔少量积液。患者为进一步明确诊断来我院就诊。2016 年 11 月 23 日行超声引导下经会阴前列腺穿刺活检术，穿刺病理示：（系统穿刺 12 针）前列腺增生症。后患者定期随访 PSA 指标，2017 年 3 月，复测 tPSA 23.4 ng/mL，遂于外院行第 2 次经会阴前列腺穿刺活检术，穿刺病理：（系统穿刺 12 针）良性前列腺增生。2018 年 1 月，患者复查 tPSA 29.4 ng/mL，再次来我院就诊。

（二）体格检查

腹平软，双侧肾区无压痛及叩击痛；双侧输尿管走行区无压痛；膀胱区无明显充盈；前列腺指检：前列腺Ⅰ度增生，质韧，表面光滑，中央沟变浅，未触及结节，前列腺无压痛，退出后指套无染血。

（三）辅助检查

1. 前列腺多参数核磁共振（multiparametric MRI，mpMRI）示：前列腺增生症，前列腺前纤维肌肉基质异常强化，前列腺癌可能，必要时前列腺穿刺明确诊断。

2. 经直肠超声（transrectal of ultrasound，TRUS）-mpMRI 融合靶向穿刺联合

系统穿刺（2018 年 1 月 19 日我院）病理示：（可疑区 1）前列腺腺癌，Gleason 评分 3 ＋ 4 ＝ 7 分，肿瘤比例 60%；（可疑区 2）：前列腺腺癌，Gleason 评分 3 ＋ 4 ＝ 7 分，肿瘤比例 80%；（系统穿刺 12 针）：良性前列腺组织。

3. 骨扫描：全身未见骨转移征象。

4. 胸腹部 CT：未见内脏转移，未见淋巴结转移。

（四）初步诊断

前列腺癌（$cT_{2a}N_0M_0$，ISUP 分级 2 级，高危）。

（五）治疗经过

参照 EAU 和美国国立综合癌症网络（National Comprehensive Cancer Network，NCCN）指南，决定行根治性手术治疗。遂于 2018 年 1 月 31 日行 3D 腹腔镜前列腺癌根治术，术中采用膀胱颈部保留技术、筋膜内技术保留双侧神经血管束（neurovascular bundle，NVB），清扫双侧闭孔淋巴结。术后病理示：前列腺腺癌，Gleason 评分 3 ＋ 4 ＝ 7 分，癌组织累及前列腺两叶，占前列腺 15%，侵犯包膜外脂肪组织，双侧精囊和输精管未见癌累及。尖部切缘（＋）、膀胱颈切缘（−），周围切缘（−）；右侧闭孔淋巴结（0/3），左侧闭孔淋巴结（0/2）。根据患者以上术后病理结果，考虑病理分期 $pT_{3a}N_0M_1$。

术后患者未接受辅助内分泌治疗，术后 1 个月 tPSA 0.116 ng/mL，术后 6 个月 tPSA 降至 0.008 ng/mL，随访至今患者 tPSA 维持在 0.025 ng/mL 左右。

二、病例讨论

1. 该患者经过 3 次前列腺穿刺才得以最后确诊为前列腺癌，PSA ＞ 20 ng/mL 的情况下前 2 次穿刺活检为何未能检出前列腺癌？

近年来，前列腺穿刺模式成为研究热点。前列腺穿刺模式包括系统穿刺（systematic biopsy，SB）和融合靶向穿刺（targeted biopsy，TB）。相比传统的系统穿刺模式，靶向穿刺可以显著提高临床前列腺癌的检出率。最新欧洲泌尿外科指南指出[1]：针对首次穿刺的患者，当 mpMRI 有阳性病灶（PI-RADS ≥ 3）时，建议系统和靶向联合穿刺模式（SB ＋ TB）；当 mpMRI 无阳性病灶（PI-RADS ≤ 2）时，而且临床上怀疑前列腺癌的可能性低时，与患者交流后，可以取消穿刺。针对重复穿刺的患者，当 mpMRI 有阳性病灶（PI-RADS ≥ 3）时，仅行靶向穿刺（推荐强度：弱），当 mpMRI 无阳性病灶（PI-RADS ≤ 2 时），而且临床上怀疑前列腺癌的可能性高时，与患者交流后，可以进行系统穿刺（推荐强度：强）[2]。

本患者第二次进行前列腺穿刺活检（重复穿刺）时，外院未行前列腺 mpMRI，而且仅行系统穿刺活检，这可能是导致患者第二次穿刺仍为阴性的主要原因。第三次穿刺时，根据指南指示，穿刺前行前列腺 mpMRI，前列腺前叶 12 点方向，即前纤维肌肉基质（anterior fibrous muscal matrix，AFMS）处发现可疑病灶（病例 10 图 1）。

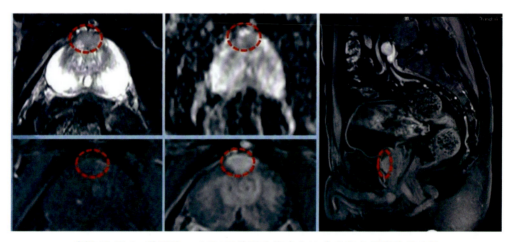

病例 10 图 1　前列腺 mpMRI 示前列腺前叶（12 点方向）异常信号病灶

从病例 10 图 1 可以看出主要病灶位于 AFMS，该位置前列腺穿刺难度相对较大，若不进行靶向穿刺，系统穿刺可能很容易漏穿该位置，这也是该患者前两次穿刺阴性的主要原因[3]。

本次入院，我们完善了前列腺 mpMRI，发现病灶后进一步行系统和靶向联合穿刺模式（病例 10 图 2），穿刺病理示 2 针靶向穿刺为临床显著前列腺癌（csPCa），而系统穿刺仍为阴性。由此可见，前列腺靶向穿刺对于重复穿刺患者具有非常重要的临床意义[4]。

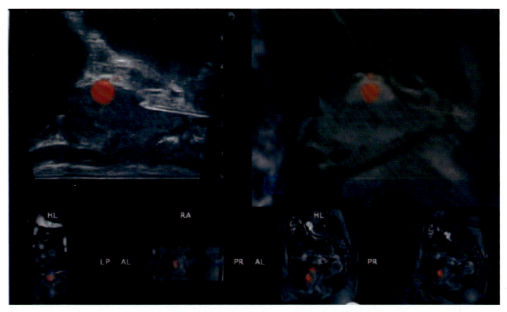

病例 10 图 2　前列腺 MRI-TRUS 融合靶向穿刺

2. 该患者行经会阴前列腺穿刺活检术，经直肠和经会阴穿刺之间有何区别？

前列腺穿刺活检有两种途径，分别是经直肠穿刺活检和经会阴穿刺活检（病例 10 图 3、病例 10 图 4）。这两种穿刺活检途径都需要 TRUS 进行实时引导[5]。

经直肠穿刺活检是目前多数医院采用的前列腺穿刺活检途径[6]。采用经直肠途径前列腺穿刺活检时，穿刺针需要穿透直肠壁才能到达前列腺部位。其导致直肠出血的风险较高；由于直肠内存在大量细菌，因此有较高的感染和发热风险。经直肠穿刺活检后，局部也容易出现水肿和粘连，一般须等待一定的时间（等待 2 ～ 8 周的时间均有报道）[7]，待局部炎症消退后再进行手术。

相比之下，经会阴前列腺穿刺活检具有明显的优势：穿刺针经会阴部皮肤刺入，不经过直肠壁，避免了直肠损伤和直肠出血，也减少了感染和发热的风险，避免了穿刺导致的前列腺与直肠的水肿和粘连，诊断明确后也就不需要延迟手术。

考虑到感染风险较低，欧洲泌尿外科指南强烈推荐经会阴前列腺穿刺途径。值得注意的是，两种穿刺途径在前列腺癌检出率方面无显著统计学差异[2]。因此本例患者采用了经会阴前列腺穿刺活检术。

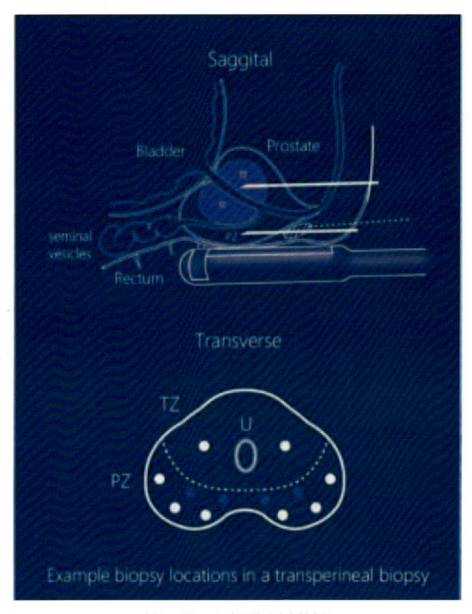

病例 10 图 3　经会阴前列腺穿刺途径

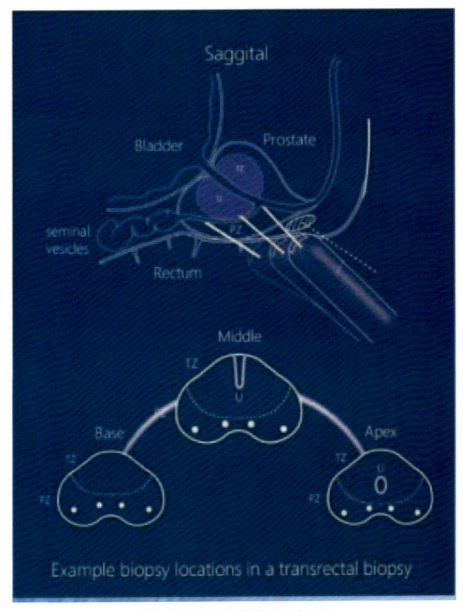

病例 10 图 4　经直肠前列腺穿刺途径

3. 该患者进行了保留性神经的前列腺癌根治术，哪些患者可以考虑采用该手术技术？

采用筋膜内技术实现保留性神经的前列腺癌根治术首先需要对前列腺及其周围筋膜和血管解剖结构进行深入的理解与辨识[8]，包括盆内筋膜、前列腺周围筋膜（前

侧 / 外侧和背侧）、前列腺包膜、副阴部动脉、精囊动脉、前列腺动脉和前列腺包膜动脉。本例患者的术后病理组织学检查也证实了前列腺包膜外的神经血管束得以完整的保留。

筋膜内技术需要严格的术前评估以选择合适的病例。目前指南表明 [1]，对早期局限性前列腺癌可以选择筋膜内技术进行保留性神经的前列腺癌根治术，而包膜外侵犯风险高的患者，如 cT_{2c} 或 cT_3 期或穿刺病理 ISUP 分级 > 3 者，不适合采用该手术技术。本例结合患者自身的需求，经过严格的评估与选择，最终采用了筋膜内技术进行保留性神经的前列腺癌根治术。

三、专家点评

本病例充分体现了前列腺癌早期临床诊断模式为"三阶梯"法，即：①通过 PSA 等肿瘤标志物检测和（或）直肠指检（directeral rectun examination，DRE）发现可疑病例；② TRUS 和 mpMRI 等影像学检查完成可疑病灶的定位诊断；③通过 TRUS 引导下的前列腺穿刺活检获得病理诊断。

同时也表明了 MRI–TRUS 融合靶向穿刺在前列腺癌检出率中的重要作用。该病例中，患者在首次穿刺阴性的情况下，第二次进行前列腺穿刺时，根据最新指南建议穿刺前行前列腺 mpMRI 检查，有可疑病灶时进行融合靶向穿刺，而外院仅行系统穿刺可能是导致患者穿刺阴性的主要原因。第三次穿刺时，患者接受了规范的前列腺穿刺模式，才最终确诊为前列腺癌。

该病例另外一个亮点是术者根据术前 mpMRI 中病灶位置，排除侵犯 NVB 可能性，从而满足患者保留性功能的需求，选择了保留 NVB 技术，试图达到前列腺癌根治术三大目标（Trifecta），即肿瘤控制、保留控尿功能和保留性功能。术后患者性功能逐渐恢复（采用 IIEF-5 评分进行评估），随访至今，患者勃起功能已基本恢复到术前水平。术后未采取辅助内分泌治疗，PSA 最低为 0.008 ng/mL，目前 PSA 在 0.025 ng/mL 左右，这也证实了选择保留 NVB 的合理性。但仍需要强调的是，对肿瘤控制的追求仍高于对 NVB 保留的需求，前列腺癌根治术仍需要把肿瘤控制放在更重要的地位。

值得商榷的是，患者在术后病理诊断为 pT_{3a}、尖部切缘阳性的情况下，并未采取辅助治疗，患者 PSA 至今维持较低水平。该病例术后是否需要进行进一步辅助治疗需要我们进一步讨论。

（病例提供：艾麦提阿吉·喀迪尔　上海市第十人民医院）

（点评专家：姚旭东　上海市第十人民医院）

参考文献

[1]Mottet N，van den Bergh RCN，Briers E，et al.EAU-EANM-ESTRO-ESUR-SIOG guidelines on prostate cancer-2020 update.Part 1：screening，diagnosis，and local treatment with curative intent[J].Eur Urol，2021，79（2）：243-262.

[2]Xiang J，Yan H，Li J，et al.Transperineal versus transrectal prostate biopsy in the diagnosis of prostate cancer：a systematic review and meta-analysis[J].World J Surg Oncol，2019，17（1）：31.

[3]Fine SW，Al-Ahmadie HA，Gopalan A，et al.Anatomy of the anterior prostate and extraprostatic space：a contemporary surgical pathology analysis[J].Adv Anat Pathol，2007，14（6）：401-407.

[4]Tracy CR，Flynn KJ，Sjoberg DD，et al.Optimizing MRI-targeted prostate biopsy：the diagnostic benefit of additional targeted biopsy cores[J].Urol Oncol，2021，39（3）：193.e1-e6.

[5]Warlick C，Futterer J，Maruf M，et al.Beyond transrectal ultrasound-guided prostate biopsies：available techniques and approaches[J].World J Urol，2019，37（3）：419-427.

[6]Nam RK，Saskin R，Lee Y，et al.Increasing hospital admission rates for urological complications after transrectal ultrasound guided prostate biopsy[J].J Urol，2013，189（1 Suppl）：S12-7；discussion S7-8.

[7]Elshal AM，Atwa AM，El-Nahas AR，et al.Chemoprophylaxis during transrectal prostate needle biopsy：critical analysis through randomized clinical trial[J].World J Urol，2018，36（11）：1845-1852.

[8]Moris L，Gandaglia G，Vilaseca A，et al.Evaluation of oncological outcomes and data quality in studies assessing nerve-sparing versus non-nerve-sparing radical prostatectomy in nonmetastatic prostate cancer：a systematic review[J].Eur Urol Focus，2022，8（3）：690-700.

病例 11 侵犯直肠大体积前列腺癌
盆腔器官切除手术治疗

一、病历摘要

（一）病史介绍

患者男性，55 岁，因"排尿困难 3 年，大便困难 1 个月余，伴急性尿潴留置导尿管 1 个月余"于 2015 年 5 月在当地医院就诊。当地医院留置导尿失败，予以急诊行耻骨上膀胱穿刺造瘘。查 PSA 明显升高（tPSA = 39.75 ng/mL），经穿刺活检确诊前列腺癌。

（二）体格检查

肛门指检：直肠腔狭小容一指，前列腺III度以上增大，质硬如石，与直肠黏膜无间隙，无触痛，退指少血染。

（三）辅助检查

前列腺 MRI：前列腺体积明显增大，大小约 7.5 cm×6.7 cm×8.3 cm（＞200 mL），前列腺压迫直肠乙状结肠前壁，膀胱壁广泛增厚（病例 11 图 1）。穿刺确诊前列腺癌，Gleason 评分 5 ＋ 4 ＝ 9 分，伴大量坏死。外院放射型计算机断层扫描（emission computed tomography，ECT）骨扫描未见明确骨转移（病例 11 图 2）。

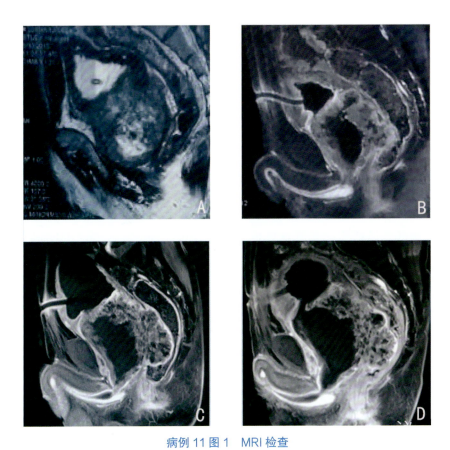

病例 11 图 1　MRI 检查

A．2015 年 5 月发病时；B．2015 年 8 月 MAB 3 个月后；C．2015 年 9 月 化疗后；D．2015 年 10 月 放疗 18 Gy 后。MAB：最大限度雄激素全阻断。

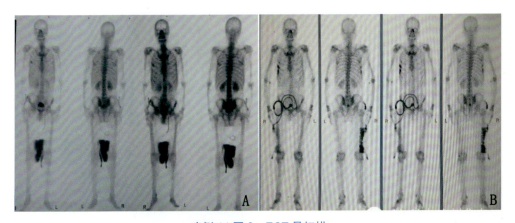

病例 11 图 2　ECT 骨扫描

A．2015 年 5 月发病时；B．2015 年 8 月 MAB 3 个月后。

（四）初步诊断

前列腺癌。

（五）治疗经过

1. 初始治疗方案　内分泌治疗（2015 年 5 月）：亮丙瑞林＋比卡鲁胺，tPSA 最低降至 29.5 ng/mL，同年 8 月，tPSA 开始出现反弹，上升至 31.49 ng/mL，fPSA 4.4 ng/mL，血清睾酮 0.1 nmol/L。此时患者复查 ECT 骨扫描，未见骨转移（病例 11 图 2）。

2. 进展至转移性去势抵抗性前列腺癌（metastatic castration resistant prostate cancer，mCRPC）的治疗　PSA 反弹，予以患者多西他赛化疗。患者化疗 1 周期后，出现发热及胸闷等不适，遂停用多西他赛化疗。患者 tPSA 迅速上升至 58.5 ng/mL，半个月后又上升至 77.2 ng/mL，患者出现大便困难、腹胀进一步加重，经我院前列腺癌多学科诊疗团队会诊后，考虑盆腔巨大肿瘤、手术风险巨大，予以姑息性放疗。2015 年 10 月，患者接受了 9 次、总计 18 Gy 的前列腺癌放疗，查 tPSA 下降至 55.36 ng/mL，但是患者膀胱区疼痛不适明显加重，无法耐受进一步放疗，转而寻求手术治疗。患者术前再次进行了 PET-CT 检查（病例 11 图 3），进一步明确了无远处转移。

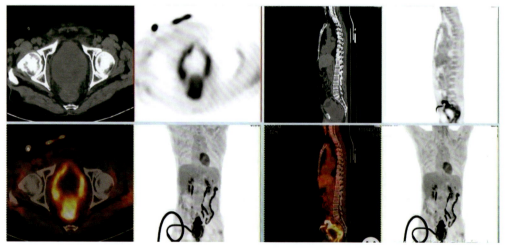

病例 11 图 3　PET-CT 检查（2015 年 5 月放疗 18 Gy 后）

3. 挽救性手术治疗 患者巨大前列腺癌（＞ 200 mL），内分泌治疗失败，肿瘤恶性程度高，肿瘤侵犯膀胱，肿瘤侵犯大面积直肠乙状结肠前壁，前列腺癌放疗后，患者合并有糖尿病。目前指南推荐的内分泌治疗、化疗和放疗均宣告失败或者不耐受，患者大便梗阻，膀胱穿刺造瘘膀胱区疼痛。手术的迫切目的在于解决排尿及排便的梗阻问题，提高患者的生活质量；另外，通过手术最大限度地切除肿瘤，有可能延长患者生存期。在泌尿外科、胃肠外科、麻醉科、手术室等科室的通力配合下，患者于 2015 年 10 月底接受了"根治性膀胱前列腺切除＋双侧输尿管腹壁造口＋直肠乙状结肠部分切除＋乙状结肠直肠吻合＋横结肠造口术"（病例 11 图 4）。术后病理报告（2015 年 10 月）示：前列腺腺癌，Gleason 评分 5 ＋ 4 ＝ 9 分；合并前列腺多形性巨细胞腺癌（占比约 5%），伴大片坏死，前列腺癌浸润双侧精囊，浸润膀胱壁全层，浸润直肠与乙状结肠浆膜层、肌层及黏膜下层，盆腔、肠周及腹膜后 39 枚淋巴结均阴性（0/39），输尿管切缘、尿道切缘、肠壁切缘均阴性。病理分期 $pT_4N_0M_0$。

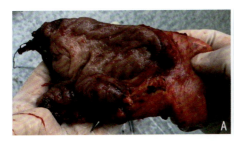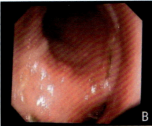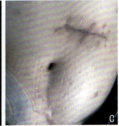

病例 11 图 4　术后标本

A. 前列腺肿瘤累及直肠和乙状结肠；B. 结肠还纳肠腔；C. 结肠还纳皮肤。

4. 术后随访与跟进

（1）术后 2 周：查 tPSA 0.424 ng/mL，出院后予以辅助 ADT（戈舍瑞林去势治疗）。

（2）术后 1 个月：查 tPSA 0.007 ng/mL，fPSA ＜ 0.01 ng/mL，睾酮 0.1 nmol/L。

（3）术后 3 个月：食纳正常，横结肠造瘘通畅，双侧输尿管腹壁造瘘引流通畅；复查 tPSA 0.003 ng/mL，fPSA ＜ 0.01 ng/mL，睾酮 0.1 nmol/L；予以更换双侧输尿管内支架管，继续药物去势治疗。

（4）术后 6 个月：食纳正常，体重、体力状况、精神面貌、营养状况良好；双侧输尿管造瘘引流通畅，横结肠造瘘引流通畅；肠镜检查乙状结肠和直肠的吻合口尚未完全愈合；复查 tPSA 0.003 ng/mL，fPSA ＜ 0.01 ng/mL，睾酮 0.1 nmol/L；进一步行胸腹部增强 CT、盆腔增强 MRI、ECT 全身骨扫描，均未见肿瘤复发，予以更换双侧输尿管内支架管，继续药物去势治疗。

（5）术后 1 年：患者双侧输尿管引流通畅，横结肠造瘘引流通畅，肠镜示乙状结肠和直肠吻合口未完全愈合；查 tPSA 0.003 ng/mL，fPSA ＜ 0.01 ng/mL，睾酮 0.1 nmol/L；予以更换双侧输尿管内支架管，继续药物去势治疗。

（6）术后 1 年半：查 tPSA 0.003 ng/mL，fPSA ＜ 0.01 ng/mL，睾酮 0.1 nmol/L；胸部 CT、盆腔 MRI、腹部超声均未见局部复发，未见淋巴结转移，未见内脏转移。ECT 骨扫描未见骨转移。予以更换双侧输尿管内支架管。2017 年 3 月 8 日肠镜示乙状结肠和直肠吻合口完全愈合，2017 年 4 月 11 日患者接受横结肠造口还纳手术，从此告别了横结肠造瘘，恢复了排便功能，仅有输尿管腹壁造口（病例 11 图 4），继续药物去势治疗。

（7）术后 2 年：患者自行在当地医院要求去势手术。患者横结肠造口还纳后半年，大便通畅，输尿管腹壁造口引流通畅。患者恢复工作。

（8）术后 3 年：患者一般情况好，手术去势状态，来我院复查，tPSA 0.003 ng/mL，睾酮 0.09 nmol/L；查胸部 CT、盆腔 MRI、腹部超声均未见局部复发，未见淋巴结转移，未见内脏转移。ECT 骨扫描未见骨转移。予以更换双侧输尿管内支架管，患者继续工作。

（9）术后 4 年 9 个月：患者一般情况好，手术去势状态，来我院复查，tPSA ＜ 0.006 ng/mL，睾酮 0.474 nmol/L；查胸部 CT、盆腔 MRI、腹部超声均未见局部复发，未见淋巴结转移，未见内脏转移。查 ECT 骨扫描未见骨转移。予以更换双侧输尿管内支架管，患者继续工作。

（10）术后 5 年 10 个月，即术后 70 个月：患者 tPSA ＜ 0.01 ng/mL，盆腔 MRI、全身骨扫描、胸部 CT、腹部超声均未见局部复发；予以更换双侧输尿管内支架管，患者继续工作。

（11）术后 7 年 2 个月，即术后 86 个月：患者仍在工作岗位，我们团队仍在对患者进行随访中。

二、病例讨论

目前的诊疗指南推荐对 T_4 期前列腺癌采用包括放疗、化疗、内分泌治疗及外科手术在内的综合治疗 [1]。

本例患者为巨大前列腺癌，广泛浸润、侵犯膀胱、乙状结肠及直肠，导致了大、小便梗阻。在内分泌治疗后，患者 PSA 下降不明显，很快出现了内分泌治疗耐药，进入去势抵抗性前列腺癌（castrationc resistant prostate cancer，CRPC）阶段。我们分析，本例患者可能存在对雄激素剥夺疗法（androgen deprivation therapy，ADT）治疗的原发性耐药 [2]。一些报道表明，对于 ADT 治疗原发性耐药的转移性前列腺癌患者，其中位生存期不足 1 年 [3]。尽管阿比特龙是 CRPC 患者的一线治疗药物；但是，既往对 ADT 治疗不敏感或者原发性耐药的患者，其极有可能是对阿比特龙也是不敏感的 [4]。因此，在经我院前列腺癌多学科诊疗团队会诊讨论后，予以患者多西他赛化疗 [5]。但是患者在化疗后出现了发热及胸闷等不适，耐受不良。而且，患者大便困难、腹胀进一步加重，经我院前列腺癌多学科诊疗团队再次会诊后，考虑尽早解决患者大便梗阻问题更加迫切，遂予以姑息性放疗 [6]。患者在放疗 9 次、放疗剂量达 18 Gy 后，影像学评估见前列腺中央坏死区域增大，tPSA 也从 77.2 ng/mL 下降至 55.36 ng/mL，大便梗阻症状有所缓解。但是，患者因为前列腺梗阻而进行了耻骨上膀胱穿刺造瘘，放疗后患者膀胱区疼痛不适明显加重，无法耐受进一步放疗。

本例患者病理类型为前列腺腺癌，Gleason 评分 5 ＋ 4 ＝ 9 分、合并前列腺多形性巨细胞腺癌（占比约 5%），少见的病理类型及不可预估的生物学行为，是病理学研究及临床治疗选择的难点。

尽管随着微创手术的进步，腹腔镜及机器人手术 [7] 在早期局限性前列腺癌的治疗中的应用越来越广泛；然而，其仍无法取代开放手术在治疗一些复杂 T_4 期前列腺癌中的地位 [8]。对于这样的复杂前列腺癌（前列腺癌体积 ＞ 200 mL，内分泌治疗后，肿瘤侵犯膀胱，肿瘤侵犯大面积直肠乙状结肠前壁，前列腺癌放疗后，合并有糖尿病），进行手术治疗无疑是具有超高难度与风险的。

综合患者预期寿命、严重的排便、排尿症状表现，手术治疗可能会逆转病死风险及改善患者症状。开放手术处理大体积肿瘤较腹腔镜手术具有优势，如多助手参与手术视野的暴露、徒手感知组织及可以牵拉病灶组织、及时压迫止血、便捷缝合等。

同时，本例患者如进行手术治疗，盆腔大出血、肠道损伤的威胁也是致命的，如何权衡利弊，与患者及家属反复沟通，获得家属的理解和支持，也是本例患者开放手术治疗成功需实施的重要内容。

在积极完善的术前准备及多学科团队的合作下，手术团队为患者进行了"根治性膀胱前列腺切除＋双侧输尿管腹壁造口＋直肠乙状结肠部分切除＋乙状结肠直肠吻合＋横结肠造口术"。患者术后恢复顺利，横结肠造瘘通畅，双侧输尿管腹壁造瘘引流通畅，未出现术后并发症。患者术后予以单纯去势治疗，随访至2022年12月，患者术后无瘤生存已超过7年，从生活质量与肿瘤控制两方面看，均取得了较满意的结果。患者食纳正常，自主大便，小便引流通畅，未见肿瘤复发，已经恢复了工作。

三、专家点评

本例患者前列腺癌合并多形性巨细胞癌，临床少见。另外有肿瘤体积大且侵犯直肠，增加治疗难度。前列腺癌多学科讨论已成为诊疗前列腺癌的标准方式，但前列腺癌手术多学科协作并不多见，此例患者分期较晚，且经过放疗、多学科协作最终完成根治性膀胱前列腺切除＋双侧输尿管腹壁造口＋直肠乙状结肠部分切除＋乙状结肠直肠吻合＋横结肠造口术，且术后效果及远期预后均很好，充分体现了开放手术的传统优势和多学科联合协作的重要性。

（病例提供：杨　斌　上海市第十人民医院）

（点评专家：姚旭东　上海市第十人民医院）

参考文献

[1]Attard G，Murphy L，Clarke NW，et al.Abiraterone acetate and prednisolone with or without enzalutamide for high-risk non-metastatic prostate cancer：a meta-analysis of primary results from two randomised controlled phase 3 trials of the STAMPEDE platform protocol[J].Lancet，2022，399（10323）：447-460.

[2]Gu W，Han W，Luo H，et al.Rezvilutamide versus bicalutamide in combination with androgen-deprivation therapy in patients with high-volume，metastatic，hormone-sensitive prostate cancer（CHART）：a randomised，open-label，phase 3 trial[J].Lancet Oncol，2022，23（10）：1249-1260.

[3]Hussain M，Tangen CM，Higano C，et al.Absolute prostate-specific antigen value after androgen deprivation is a strong independent predictor of survival in new metastatic prostate cancer：data from southwest oncology group trial 9346（INT-0162）[J].J Clin Oncol，2006，24（24）：3984-3990.

[4]Hoyle AP，Ali A，James ND，et al.Abiraterone in "High-" and "Low-risk" metastatic hormone-sensitive prostate cancer[J].Eur Urol，2019，76（6）：719-728.

[5]Belderbos BPS，de Wit R，Lolkema MPJ，et al.Novel treatment options in the management of metastatic castration-naïve prostate cancer：which treatment modality to choose？[J]Ann Oncol，2019，30（10）：1591-1600.

[6]Lane JA，Donovan JL，Young GJ，et al.Functional and quality of life outcomes of localised prostate cancer treatments（prostate testing for cancer and treatment [ProtecT] study）[J].BJU Int，2022，130（3）：370-380.

[7]Mazzone E，Dell'Oglio P，Rosiello G，et al.Technical refinements in superextended robot-assisted radical prostatectomy for Locally advanced prostate cancer patients at multiparametric magnetic resonance imaging[J].Eur Urol，2021，80（1）：104-112.

[8]Moschovas MC，Bhat S，Sandri M，et al.Comparing the approach to radical prostatectomy using the multiport da vinci xi and da vinci SP robots：a propensity score analysis of perioperative outcomes[J].Eur Urol，2021，79（3）：393-404.

病例 12 T_4 期前列腺癌的综合治疗

一、病历摘要

（一）病史介绍

一般资料：患者男性，62 岁，因"发现 PSA 升高 2 个月，确诊前列腺癌 2 周，肉眼血尿伴排尿困难 6 小时"入院。

现病史：患者于 2 个月前（2017 年 5 月）无明显诱因下出现肉眼血尿，于北京某医院就诊，查 PSA 21 ng/mL，1 个月后查前列腺 MRI 见前列腺可疑病变，遂行前列腺穿刺活检，术后病理示前列腺恶性肿瘤（7/12），Gleason 评分 5 ＋ 5 ＝ 10 分。遂予以口服比卡鲁胺，当时骨扫描未见明显骨转移情况，6 小时前患者出现肉眼血尿伴排尿困难，尿滴沥不尽入院。

既往史：高血压 20 余年，平素服药控制；糖尿病 2 年，平素服用二甲双胍；既往行肾部分切除术和经尿道前列腺电切术；否认恶性肿瘤家族史。

（二）体格检查

体重 75 kg，身高 173 cm；腹平软，全腹无明显压痛、反跳痛及肌紧张；右肾区叩击痛（＋），左肾区叩击痛（－），双侧输尿管走行区无压痛，墨菲征（－），移动性浊音（－）。膀胱区无膨隆，外阴发育正常，直肠指检示前列腺中度增大，质硬较固定，活动度差，双侧叶可触及结节。ECOG 评分 0 分。

（三）辅助检查

血常规、凝血功能、肝肾功能等检查基本正常。肿瘤标志物示 PSA 21 ng/mL（正常值 0 ～ 4 ng/mL）。入院前列腺增强 MRI 示：前列腺弥漫性占位，侵犯两侧精囊及膀胱颈部（病例 12 图 1）。全身骨扫描：未见明显骨转移征象。

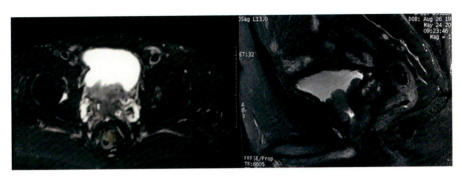

病例 12 图 1　前列腺增强 MRI 检查

（四）初步诊断

前列腺癌 $T_4N_1M_x$。

（五）治疗经过

患者入院后完善相关检查，明确无明显手术禁忌证后于 2017 年 6 月 22 日在全身麻醉下行前列腺癌根治性切除术＋盆腔淋巴结清扫术＋双侧睾丸切除术＋双侧输尿管 DJ 管植入术。术后病理示：前列腺癌，Gleason 评分 4 ＋ 5 ＝ 9 分，Grade 5 级，肿瘤累及前列腺左叶、右叶，侵犯神经，浸润至前列腺尿道黏膜下，侵犯双侧精囊腺，浸润至前列腺外，肿瘤距环周切缘、右侧输精管切缘甚近。另外膀胱颈部尿道、前列腺尖部均见肿瘤，左侧输精管切缘未见肿瘤。后尿道吻合口见前列腺癌浸润。综上所述，前列腺癌 TNM 分期：$T_4N_1M_x$。左侧闭孔淋巴结 2/3 枚见癌转移，右闭孔淋巴结 3 枚均未见肿瘤。

因患者已行去势手术，故单纯口服比卡鲁胺治疗，术后 4 个月（2017 年 10 月）即出现进行性排尿困难，入院行膀胱镜检查见尿道吻合口瘢痕狭窄，故予以尿道狭窄切开术，术后留置导尿定期更换导尿管，患者病程中反复出现尿路感染，反复尿培养、对症治疗。患者 PSA 情况一直较为稳定，2017 年 8 月 PSA 0.003 ng/mL。

2018 年 1 月予以在此行尿道狭窄切开术，并取病理组织，术后病理组织示：膀胱颈瘢痕组织纤维平滑肌组织伴急慢性炎细胞浸润，间质胶原化，局灶被覆少量增生的尿路上皮。故继续予以定期尿道扩张、抗感染等对症支持治疗。当时 PSA 0.003 ng/mL，后反复尿路感染予以对症治疗。

2021 年 4 月入院复查 MRI 示盆腔内近尿道吻合口处局部复发可能（病例 12 图 2），遂行尿道镜检查示吻合口远端尿道见肿物压迫，左侧明显，尿道管腔狭窄，管壁较硬，予以扩张后通过吻合口进入膀胱内。后行经会阴后尿道复发肿物穿刺活检，活检病理示：后尿道吻合口见前列腺癌浸润，Gleason 评分 4＋5＝9 分。

经过 MDT 讨论后给予该患者阿比特龙联合局部放疗，目前患者仍在治疗中。

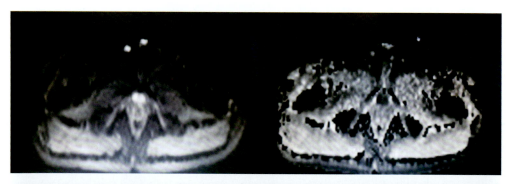

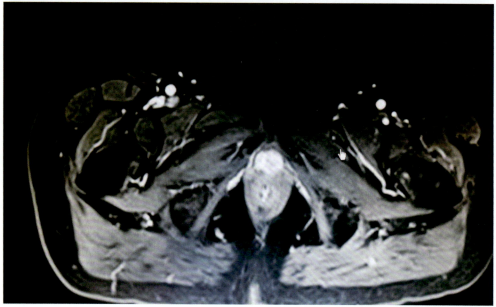

病例 12 图 2　前列腺 MRI（2021 年 4 月）

二、病例讨论

1. 该患者初诊为去势敏感性前列腺癌（castration sensitive prostate cancer，CSPC），分期为 $T_4N_1M_0$，Gleason 评分 $4+5=9$ 分，PSA 为 21 ng/mL，根据最新前列腺癌危险度分层，此患者属于局部晚期高危前列腺癌[1]。针对此类患者目前 EAU 和 NCCN[2] 指南均推荐 ADT 联合阿比特龙或多西他赛及恩杂鲁胺等治疗方式，考虑到患者出现严重血尿及下尿路梗阻情况，因此我们首先采取了手术治疗。目前关于 T_4 期前列腺癌手术治疗仍有争议[3]。目前一些学者不支持 T_4 期前列腺癌患者行手术治疗，主要考虑到 T_4 期肿瘤可能已侵犯精囊外的其他邻近组织，同时可能存在常规影像学检查未能检测到的微转移灶，局部手术可能达不到理想的结果[4-5]。而支持 T_4 期行手术治疗的学者，主要是考虑到前列腺癌治疗后易复发、预后差，采用全身治疗不仅难以达到预期效果，而且可造成局部肿瘤负荷难以控制，疾病进展加快，远处转移危险增加[6]。近年来，不断有证据表明局部晚期及寡转移前列腺癌患者手术治疗能改善生存获益，同时能够减少原发肿瘤相关并发症，如膀胱出口梗阻、便秘等。Gandaglia[7] 等人的研究结果表明，局部治疗方案可明显抑制局部晚期前列腺癌患者促癌因子释放，有效避免肿瘤向其他部位扩散，肿瘤负荷降低后能提高全身系统治疗的疗效。Hajili 等人[5] 回顾性分析 116 例 T_4 期经新辅助内分泌治疗联合手术治疗的前列腺癌患者的资料，中位总生存期达 156 个月，150 个月的肿瘤特异性生存率达 82%。2018 年 STAMPEDE 的前瞻性研究结果表明，局部治疗可改善局部晚期及低肿瘤负荷转移性前列腺癌患者的无进展生存期及总生存期。此外，临床中一些 T_4 期前列腺癌患者常伴发严重的血尿或排尿、排便困难，甚至反复膀胱填塞、血红蛋白下降等严重并发症。此类患者生活质量低下，临床治疗极为棘手。此病例我们通过手术解决了患者排尿困难的症状，尤其是肿瘤侵犯膀胱病变条件下，保留了正常膀胱、完整切除了肿瘤，达到了预期的疗效，也证明了局部晚期前列腺癌手术是可行的。

2. 此患者手术切除前列腺及去势后单纯抗雄治疗，随访期间 PSA 较为稳定，但患者反复出现尿道狭窄及尿路感染，起初活检并无发现肿瘤组织，但最近活检及影像学均示肿瘤局部复发。造成局部复发的原因可能为 T_4 期前列腺癌手术过程中并未完整切除肿瘤组织。近期有研究示 T_4 期前列腺新辅助化疗及新辅助内分泌治疗可较好地达到切缘阴性，但总生存期并无明显差异，也有研究显示新辅助化疗可以提高患者无进展生存期及总生存期[8]。综合分析此病例，如果条件允许，三个周期的新辅助化疗可能会使患者肿瘤体积减小，降低手术难度，但是否会改善患者预后目前还无定论。

3. 关于该患者后续治疗目前我们多学科讨论结论为：①可行挽救性放疗，但放疗可能加重患者的尿道狭窄；②行全身治疗包括化疗或新型内分泌治疗；③手术治疗：难度较大。

三、专家点评

对于转移性局部晚期尤其是 T_4 期前列腺癌目前治疗较为棘手，虽然 ADT 治疗仍有效，但此类患者进展的 CRPC 的时间较短，且局部病灶和转移病灶较难控制。此外，对于合并严重的下尿路症状及膀胱填塞等需要手术治疗，但手术有一定难度，术后并发症并不少见，T_4 期前列腺癌手术治疗目前仍有争议。但从此病例中 T_4 期前列腺癌成功保膀胱且完整切除肿瘤，术后 4 年，肿瘤局部复发可以放射治疗，提高了患者生活质量，总的来说治疗结果较为满意，患者排尿情况仍需随访重视。

（病例提供：杨　斌　上海市第十人民医院）

（点评专家：姚旭东　上海市第十人民医院）

参考文献

[1]Cornford P，van den Bergh RCN，Briers E，et al.EAU-EANM-ESTRO-ESUR-SIOG guidelines on prostate cancer.Part Ⅱ-2020 update：treatment of relapsing and metastatic prostate cancer[J].Eur Urol，2021，79：263-282.

[2]Carroll PH，Mohler JL.NCCN guidelines updates：prostate cancer and prostate cancer early detection[J].J Natl Compr Canc Netw，2018，16（5S）：620-623.

[3]Moris L，Cumberbatch MG，Van den Broeck T，et al.Benefits and risks of primary treatments for high-risk localized and locally advanced prostate cancer：an international multidisciplinary systematic review[J].European urology，2020，77（5）：614-627.

[4] 田齐星，张志强，陈磊，等 . 多西他赛联合内分泌疗法治疗转移性激素敏感性前列腺癌疗效：单中心经验分析 [J]. 临床泌尿外科杂志，2021，36（5）：337-341.

[5]Hajili T，Ohlmann CH，Linxweiler J，et al.Radical prostatectomy in T_4 prostate cancer after inductive androgen deprivation：results of a single-institution series with long-term follow-up[J].BJU international，2019，123（1）：58-64.

[6]Reichard CA，Hoffman KE，Tang C，et al.Radical prostatectomy or radiotherapy for high - and very high-risk prostate cancer：a multidisciplinary prostate cancer clinic experience of patients eligible for either treatment[J].BJU international，2019，124（5）：811-819.

[7]Gandaglia G，Fossati N，Dell'Oglio P，et al.Rationale for local treatment in the management of metastatic prostate cancer[J].Curr Opin Support Palliat Care，2016，10（3）：266-272.

[8]Denmeade SR，Wang H，Agarwal N，et al.TRANSFORMER：a randomized phase Ⅱ study comparing bipolar androgen therapy versus enzalutamide in asymptomatic men with castration-resistant metastatic prostate cancer[J].Journal of clinical oncology，2021，39（12）：1371-1382.

病例 13　新辅助化疗治疗 $T_4N_1M_{1a}$ 前列腺癌

一、病历摘要

（一）病史介绍

一般资料：患者男性，58 岁，因"无痛性肉眼血尿 1 个月余"入院。

现病史：患者于 1 个月前出现无痛性肉眼血尿（2017 年 10 月），无尿频、尿急等下尿路症状，无腰、腹部疼痛，起初患者未予重视，血尿加重后遂至当地医院就诊，检查腹部 CT 示前列腺癌侵犯双侧精囊及膀胱，查 PSA > 100 ng/mL，考虑前列腺癌，为进一步诊治转至我院。

既往史：患者既往体健，无高血压及糖尿病等基础疾病病史，有吸烟史（每天1 包）、饮酒史（每天半斤），否认恶性肿瘤家族史。

（二）体格检查

体重 71 kg，身高 173 cm；腹平软，全腹无明显压痛、反跳痛及肌紧张；右肾区叩击痛（＋），左肾区叩击痛（－），双侧输尿管走行区无压痛，墨菲征（－），移动性浊音（－）。膀胱区无膨隆，外阴发育正常，直肠指检示前列腺中度增大，质硬较固定，活动度差，双侧叶可触及结节。ECOG 评分 0 分。

（三）辅助检查

血常规、凝血功能、肝肾功能等检查基本正常。血液肿瘤标志物示 PSA4438 ng/mL（正常值 0 ～ 4 ng/mL）。

入院前列腺增强 MRI 示：前列腺弥漫性占位，侵犯两侧精囊及膀胱后壁，伴两侧盆腔多发淋巴结转移，局部软组织块形成（病例 13 图 1）。胸部 CT 示：胸 12椎体右前缘结节灶，淋巴结肿大（病例 13 图 2）。全身 PET-CT 检查示：前列腺恶性肿瘤，侵犯膀胱双侧精囊腺，腹膜后腹主动脉旁，腹主动脉分叉周围，左侧盆腔多发淋巴结转移，后纵隔高代谢，考虑转移（病例 13 图 3）。

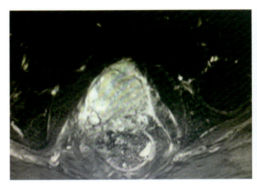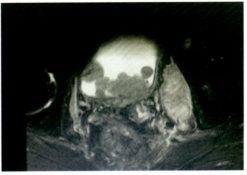

病例 13 图 1　前列腺增强 MRI 检查（2017 年 11 月）

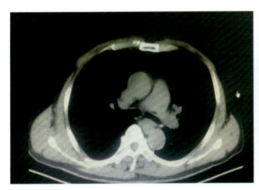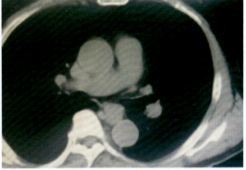

病例 13 图 2　胸部 CT（2017 年 11 月）

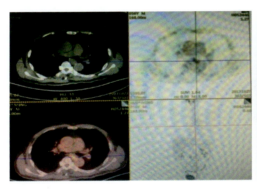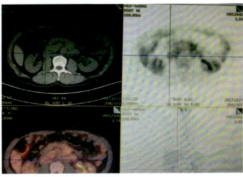

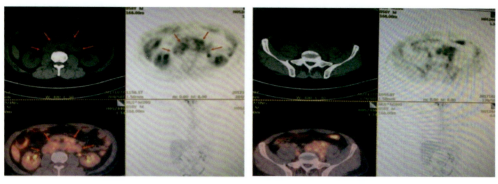

病例 13 图 3　PET–CT 扫描结果（2017 年 11 月）

（四）初步诊断

$T_4 N_1 M_{1a}$ 期前列腺癌。

（五）治疗经过

结合患者现病史、体征和实验室检查，临床诊断考虑为"$T_4 N_1 M_{1a}$ 期前列腺癌"。结合穿刺病理：前列腺腺癌，Gleason 评分 4 ＋ 5 ＝ 9 分（12/12）。经过 MDT 讨论，专家一致认为目前为高危高瘤负荷前列腺癌，无手术适应证，结合最新的 CHAARTED[1] 研究及我国的化疗相关专家共识[2]：推荐高肿瘤负荷转移性激素敏感性前列腺癌（metastatic hormone sensitive prostate cancer，mHSPC）且身体状况适合化疗的患者在 ADT 治疗基础上联合使用化疗。决定对其进行药物去势加多西他赛化疗。患者接受了 6 周期的去势治疗加多西他赛化疗，化疗期间耐受尚可，无严重不良反应。化疗期间评估患者 PSA 下降较为理想（病例 13 图 4）。6 周期后评估影像学，前列腺增强 MRI 结果显示前列腺癌治疗后改变（病例 13 图 5），未见占位征象，膀胱壁数枚结节灶，膀胱乳头状癌。胸部 CT 结果显示未见明显异常（病例 13 图 6）；全身 PET–CT 显示前列腺体积减小，纵隔占位消失，余病灶减小（病例 13 图 7）。

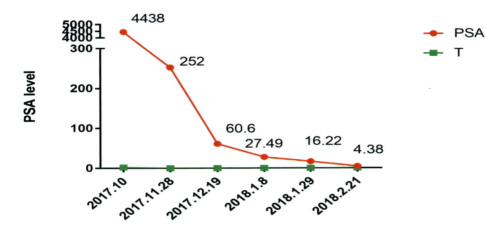

病例 13 图 4　患者 PSA 变化情况

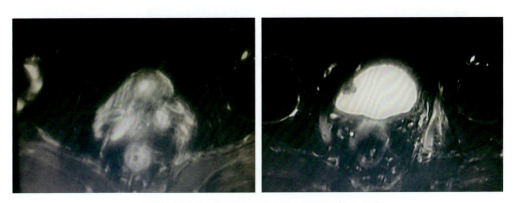

病例 13 图 5　前列腺增强 MRI（2018 年 2 月）

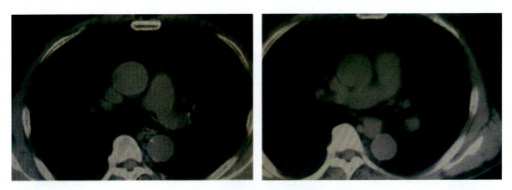

病例 13 图 6　胸部 CT（2018 年 2 月）

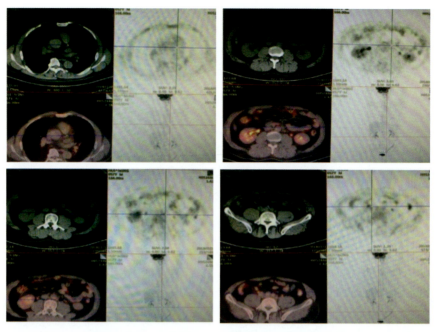

病例 13 图 7　PET-CT 扫描结果（2018 年 2 月）

经过多学科讨论，患者目前病灶明显减少，远处转移淋巴结消失，膀胱内病灶减少及消失，因此于 2018 年 3 月 21 日行膀胱镜 TURBT：术中见膀胱内三处病灶可切除，于是行 TURBT 术分别整块切除病灶，术后病理示：膀胱颈口 4 点、5 点、7 点符合前列腺腺癌，Gleason 评分 4 ＋ 5 ＝ 9 分，伴少量黄色瘤样癌及印戒细胞样癌成分。术中影像资料见病例 13 图 8。

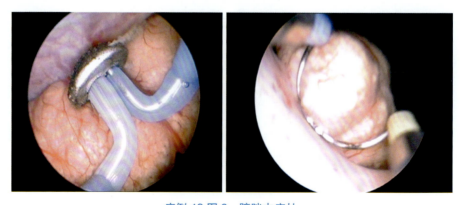

病例 13 图 8　膀胱内病灶

基于完整切除膀胱内病灶，且患者远处无病灶，经过多学科讨论，我们决定于2018年4月27日对患者行前列腺癌根治术＋扩大淋巴结清扫术，手术过程顺利，术后病理（前列腺癌根治标本）示：①前列腺腺癌伴泡沫细胞聚集，伴纤维组织增生，符合治疗后改变，Crook 前列腺癌诊疗后分级（c2+n2），肿瘤局限于前列腺内；②前列腺尿道部尿路上皮增生，请结合临床。（膀胱颈组织）见癌累及。（左侧髂总）淋巴结 1/1 枚、（左侧闭孔）淋巴结 1/3 见癌转移、（左侧髂内）纤维脂肪组织、（左侧髂外）淋巴结 1 枚均未见肿瘤、（右侧髂总）淋巴结 2/2 枚、（右侧闭孔）淋巴结 0/6 见癌转移、（右侧髂内）淋巴结 0/2 见癌转移、（右侧髂外）淋巴结 0/2 见癌转移、（腹主动脉）淋巴结 2/2 枚见癌转移。患者术后 PSA 持续下降（病例 13 图 9）。

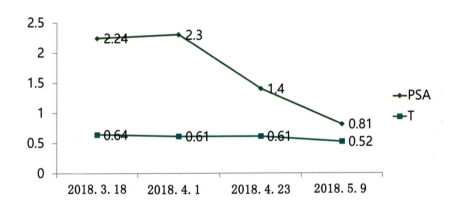

病例 13 图 9　PSA 变化情况

因为患者较为年轻，且为进一步精准治疗，我们对患者进行基因检测[3]，检测结果显示：MSI、TMB 阳性示对化疗可能敏感，推荐使用铂类、紫杉醇类、多西他赛等。因此术后我们又进行多西他赛 4 周期化疗（病例 13 图 10）。

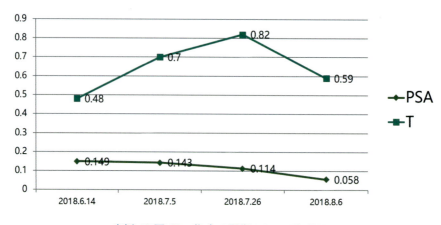

病例 13 图 10　化疗 4 周期 PSA 下降明显

化疗后持续内分泌治疗，2019 年术后随访影像学如病例 13 图 11，未见明显肿瘤信号，膀胱内无肿瘤复发，纵隔淋巴结消失，骨扫描未见明显骨转移。

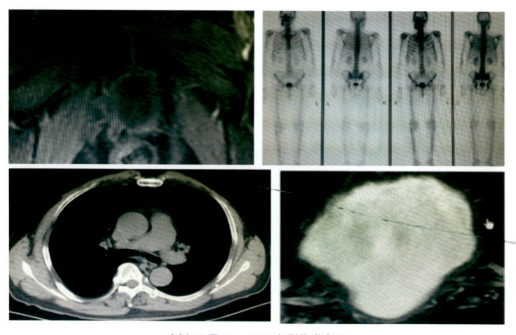

病例 13 图 11　2019 年影像学表现

化疗后持续内分泌治疗，2021 年术后 PSA 一直维持在 0.05 ng/mL 以下，影像学随访无肿瘤复发。

二、病例讨论

1. 该患者初诊为 mHSPC，分期为 $T_4N_1M_{1a}$，Gleason 评分 $4＋5＝9$ 分，PSA 为 4438 ng/mL，根据最新前列腺癌危险度分层，此患者属于局部晚期高危前列腺癌。针对此类患者目前 EAU 和 NCCN 指南均推荐 ADT 联合阿比特龙或多西他赛及恩杂鲁胺等治疗方式 [4-5]，结合患者实际情况，年龄较轻，身体状态较好，因此多学科讨论后行 ADT 联合多西他赛化疗 6 周期。此患者对化疗较为敏感，6 周期治疗后 PSA 下降及影像学评估均很明显。若初诊后给予 ADT ＋阿比特龙治疗，效果是否如同化疗需要后续大样本对照临床实验进一步研究。但从实际治疗经验来看，对于这种极高 PSA 的局部晚期高危前列腺癌能耐受化疗患者，推荐优先给予化疗治疗可能效果更佳 [6]。

2. 此患者化疗 6 周期无远处转移病灶，遂行 TURBT 术切除了膀胱病灶，并行前列腺癌根治术加扩大淋巴结清扫术切除了前列腺及膀胱颈部病灶及盆腔淋巴结，因为盆腔淋巴结阳性，后又进行了化疗。对于局部晚期尤其是 T_4 期前列腺癌的手术治疗，目前尚无明确指南推荐，但现在一些回顾性研究显示局部进展期前列腺癌接受以根治性手术为基础的综合治疗同样能获得良好的生存获益 [7]。因此对局部进展期前列腺癌患者可以有选择地实施根治性前列腺切除术（radical prostatectomy，RP）及扩大淋巴结清扫 [8]。但是，与根治性外放疗相比，对局部进展期患者实施 RP 能否产生生存获益目前仍缺乏前瞻性的临床III期随机对照研究。尤其对于 $cT_{3b}\sim T_4$ 期前列腺癌患者，回顾性研究显示此类患者行 RP 后 15 年的肿瘤特异性生存率和总生存率分别为 87% 和 65%[9]。但是，$cT_{3b}\sim T_4$ 期前列腺癌患者手术治疗围术期并发症发生概率较高，应在与患者充分沟通的基础上谨慎选择手术。

3. 我们对此患者进行了基因检测。目前前列腺癌的精准治疗逐渐成为热点。前列腺癌发生发展的遗传因素复杂多样，存在显著的肿瘤异质性 [10]。前列腺癌患者的肿瘤在基因组序列、表观遗传学等分子水平上存在巨大差异，特别是肿瘤进入 CRPC 阶段。这种差异直接导致了相同病理类型的前列腺癌患者对治疗药物的反应（耐药性）也不尽相同。随着高通量测序技术的快速发展，测序成本的降低，前列腺癌已经进入精准／个体化治疗时代。随着第二代测序（next generation sequencing，NGS）在包括前列腺癌等肿瘤临床诊疗中得到广泛的应用，前列腺癌精准诊治策略已让越来越多的患者受益。基因检测有助于更准确地评估患者预后，进行疾病进展风险分层；提示对特定药物的敏感性，指导精准治疗，改善患者预后。本例患者基因检测未检测到有意义的突变基因，对于目前前列腺癌的治疗未有提示作用，但随着研究的深入，基因检测与前列腺癌的治疗会更有关联。

三、专家点评

对于转移性局部晚期尤其是 T_4 期前列腺癌目前治疗较为棘手，虽然 ADT 治疗仍有效，但此类患者进展的 CRPC 的时间较短，且局部病灶和转移病灶较难控制，目前 CHAARTED、STAMPEDE、LATITUDE 等几项临床研究显示，对于 mHSPC 患者，单纯去势治疗联合多西他赛或阿比特龙，可显著降低高危或高瘤负荷患者的病死风险，延长影像学无进展生存时间，推迟 PSA 进展时间，但对患者选择多西他赛类或者选择阿比特龙及如何序贯治疗仍需要进一步的临床实验验证，本例患者中 ADT 联合多西他赛取得了良好的效果，且给患者带来了手术机会且随访三年患者目前无进展，是较为成功的治疗典范。

（病例提供 ：郭长城　上海市第十人民医院）

（点评专家 ：邢念增　中国医学科学院肿瘤医院）

参考文献

[1]Sweeney CJ，Chen YH，Carducci M，et al.Chemohormonal therapy in metastatic hormone-sensitive prostate cancer[J].N Engl J Med，2015，373 ：737-746.

[2] 叶定伟,朱耀 . 中国前列腺癌患者基因检测专家共识（2019 年版）[J]. 中国癌症杂志,2019,29(7)：553-560.

[3]Labrecque MP，Coleman IM，Brown LG，et al.Molecular profiling stratifies diverse phenotypes of treatment-refractory metastatic castration-resistant prostate cancer[J].J Clin Invest，2019，129（10）：4492-4505.

[4]Carroll PH，Mohler JL.NCCN guidelines updates：prostate cancer and prostate cancer early detection[J].J Natl Compr Canc Netw，2018，16（5S）：620-623.

[5]Cornford P，van den Bergh RCN，Briers E，et al.EAU-EANM-ESTRO-ESUR-SIOG guidelines on prostate cancer.Part Ⅱ-2020 update：treatment of relapsing and metastatic prostate cancer[J].Eur Urol，2021，79（2）：263-282.

[6]Swami U，McFarland TR，Nussenzveig R，et al.Advanced prostate cancer：treatment advances and future directions[J].Trends Cancer，2020，6（8）：702-715.

[7]Moris L，Cumberbatch MG，Van den Broeck T，et al.Benefits and risks of primary treatments for high-risk localized and locally advanced prostate cancer：an international multidisciplinary systematic review[J].European urology，2020，77（5）：614-627.

[8]Fossati N，Willemse PM，Van den Broeck T，et al.The benefits and harms of different extents of lymph node dissection during radical prostatectomy for prostate cancer：a systematic review[J].Eur Urol，2017，72（1）：84-109.

[9] 邓康俐，崔殿生，罗波，等.根治性外放射治疗与根治性前列腺切除术治疗局限性高危前列腺癌的疗效比较[J].肿瘤防治研究，2019，46（12）：1113-1117.

[10]Giri VN，Knudsen KE，Kelly WK，et al.Implementation of germLine testing for prostate cancer：philadelphia prostate cancer consensus conference 2019[J].J Clin Oncol，2020，38（24）：2798-2811.

病例 14　mCRPC 患者基于 PSMA PET-CT 的挽救性扩大淋巴结清扫术

一、病历摘要

（一）病史介绍

一般资料：患者男性，78 岁。因"前列腺癌根治术后 13 年"入院。

现病史：患者于 2006 年体检发现 tPSA 38.04 ng/mL，行前列腺穿刺活检术，穿刺病理示前列腺腺癌，Gleason 评分 4 ＋ 4 ＝ 8 分。予以腹腔镜下前列腺癌根治术，术后病理示前列腺腺泡腺癌，Gleason 评分 4 ＋ 5 ＝ 9 分，右侧盆腔淋巴结 0/1，左侧盆腔淋巴结 0/0。病理分期：$pT_{3b}N_0$；术后 5 个月 tPSA 降至＜ 0.02 ng/mL。术后 16 个月，tPSA 升高至 0.12 ng/mL，开始间歇性内分泌治疗，tPSA 降至＜ 0.02 ng/mL；术后 69 个月，tPSA 升高至 0.77 ng/mL，开始持续性内分泌治疗，后 tPSA 下降，在术后 74 个月时 tPSA 又开始升高；至术后 86 个月，tPSA 升高超过 2.0 ng/mL，诊断为"去势抵抗性前列腺癌"。2014 年 1 月，患者 tPSA 升至 3.31 ng/mL，经影像学评估后，考虑原发灶处局部复发，前列腺精囊床予以挽救性放疗（病例 14 图 1）。放疗后，患者维持内分泌治疗，tPSA 逐渐下降，术后 118 个月时，tPSA 下降至最低值 0.047 ng/mL，后开始反弹。术后 148 个月时，tPSA 升高至 0.931 ng/mL，患者因皮肤疾病服用泼尼松，tPSA 有短暂下降，然后 tPSA 持续升高。前列腺癌根治术后 155 个月（术后 13 年），tPSA 升高至 3.37 ng/mL，为寻求进一步诊治，故来我院就诊。

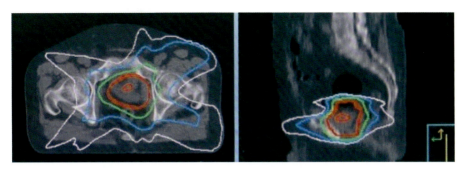

病例 14 图 1　前列腺精囊床挽救性放疗

（二）体格检查

腹平软，双侧肾区无压痛、叩击痛；双侧输尿管走行区无压痛；膀胱区无明显充盈；阴囊无肿大，双侧睾丸及附睾未触及明显异常；直肠指检：直肠前壁黏膜光滑，未触及结节，退出后指套无染血。

（三）辅助检查

盆腔 MRI 检查和全身 PSMA PET-CT 检查：左侧髂内区域一处盆腔淋巴结复发（直径约 2.0 cm），紧邻左侧下段输尿管。无瘤床复发，未发现更远处的腹膜后淋巴结转移，无骨转移和内脏转移（病例 14 图 2）。

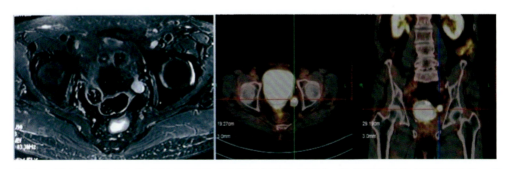

病例 14 图 2　盆腔 MRI 和 PSMA PET-CT 发现左侧髂内区域一处盆腔淋巴结（直径约 2.0 cm）

（四）初步诊断

前列腺癌根治术后淋巴结转移。

（五）治疗经过

给予患者基于 PSMA PET-CT 的挽救性扩大淋巴结清扫，术中仔细清扫双侧闭孔、髂内、髂外及髂总区域的淋巴结。术后病理示清扫 40 个淋巴结中有 2 个阳性淋巴结，即除了术前 MRI 和 PSMA PET-CT 检出的左侧髂内转移淋巴结，术后病理还发现右侧髂内区域一枚转移淋巴结。术后患者继续接受药物去势治疗。

患者术前 tPSA 3.37 ng/mL；术后 2 周，tPSA 下降至 0.04 ng/mL；术后 3 个月 tPSA 下降至 0.007 ng/mL。2021 年 3 月，患者复查盆腔 MRI，未见盆腔淋巴结转移。

二、病例讨论

1. PSMA PET-CT 精准检查指导前列腺癌根治术后淋巴结复发的挽救性手术

PSMA PET-CT 在前列腺癌根治术后生化复发的病灶定位检查具有很大的优势[1]。研究发现，对于生化复发的前列腺癌，如果 PSMA PET-CT 检查出淋巴结复发，进行挽救性淋巴结清扫术，能给患者带来获益，可以延缓疾病进展，推迟系统性治疗[2]。目前的研究中，这些生化复发的前列腺癌，是未经内分泌治疗的激素敏感性前列腺癌[3]。而对于 CRPC 阶段 PSMA PET-CT 检查出的淋巴结复发病灶，进行挽救性淋巴结清扫的研究则较少。本例患者处于 CRPC 阶段，PSMA PET-CT 检查出仅有一处淋巴结转移，我们团队给患者进行了挽救性扩大淋巴结清扫术，取得了很好的疗效，患者达到了 PSA 的完全缓解，同时手术可行性和安全性较高。

2. 对于 PSMA PET-CT 检查发现仅有单个淋巴结转移的复发性前列腺癌，是选择靶向淋巴结切除、靶向淋巴结立体定向放疗（stereotactic body radiotherapy，SBRT）还是扩大淋巴结清扫？

Fossati N 等人在 EAU 2019 年会报道[4]，对于 283 例单个淋巴结复发的前列腺癌根治术后的患者，经挽救性扩大淋巴结清扫病理证实仅 1 个阳性淋巴结的患者仅占 34%；2 个阳性淋巴结的患者占 14%；有 32% 的患者病理阳性淋巴结 ≥ 3 个。进一步分析了 3 年无临床复发存活率发现，扩大淋巴结清扫组是 52%，靶向淋巴结切除组是 37%，靶向淋巴结 SBRT 组是 40%，扩大淋巴结清扫组显著高于靶向切除和靶向 SBRT 组。这些数据提示，如果仅仅切除 PSMA PET-CT 显示的单个阳性淋巴结，有接近一半的患者会遗漏其他的转移淋巴结[5]。本例患者是 PSMA PET-CT 检查单个淋巴结转移的复发性前列腺癌，我们采用扩大淋巴结清扫，病理结果发现，在清扫的 40 个淋巴结中有 2 个阳性淋巴结；除了术前检出的左侧髂内转移淋巴结，术后病理还发现右侧髂内区域一枚转移淋巴结。因此，对于单个淋巴结转移的复发性前列腺癌，基于 PSMA PET-CT 进行挽救性扩大淋巴结清扫，可能给患者获益最大[6]。

三、专家点评

PSMA PET-CT 是近年来前列腺癌精准影像的重要进展。研究表明，基于 PSMA PET-CT 的挽救性手术给前列腺癌根治术后淋巴结复发的患者带来获益。本例分享了我们团队利用 PSMA PET-CT 进行前列腺癌精准诊治的典型病例。该患者是前列腺癌根治术（2006 年）后，生化复发后内分泌治疗，进入 CRPC 阶段后，因局部复发进行挽救性前列腺精囊床放疗（2014 年）后，再次盆腔单个淋巴结复发后，进行了基于 PSMA PET-CT 的挽救性扩大淋巴结清扫（2019 年），取得了很好的效果。术后患者 tPSA 完全缓解：术后 3 个月余，tPSA 由术前的 3.37 ng/mL 下降至 0.007 ng/mL。值得我们思考的是，影像学检查往往低估淋巴结受累范围，因此虽然目前挽救性淋巴结清扫术的清扫范围尚无定论[7]，但不应仅清扫影像学阳性的区域。另外，该患者近期开始出现 tPSA 升高，因此挽救性淋巴结切除术后是否加用淋巴结区域放疗，以及患者后续的治疗方案值得我们进一步讨论。

（病例提供：张文涛　郭长城　上海市第十人民医院）

（点评专家：杨　斌　上海市第十人民医院）

参考文献

[1]Alongi P，Laudicella R，Lanzafame H，et al.PSMA and choline PET for the assessment of response to therapy and survival outcomes in prostate cancer patients：a systematic review from the literature[J].Cancers（Basel），2022，14（7）：1770.

[2]Porres D，Pfister D，Thissen A，et al.The role of salvage extended lymph node dissection in patients with rising PSA and PET/CT scan detected nodal recurrence of prostate cancer[J].Prostate Cancer Prostatic Dis，2017，20（1）：85-92.

[3]Gillessen S，Bossi A，Davis ID，et al.Management of patients with advanced prostate cancer.Part Ⅰ：intermediate-/high-risk and locally advanced disease，biochemical relapse，and side effects of hormonal treatment：report of the advanced prostate cancer consensus conference 2022[J].Eur Urol，2023，83（3）：267-293.

[4]Lam TBL，Maclennan S，Willemse PM，et al.EAU-EANM-ESTRO-ESUR-SIOG prostate cancer guideline panel consensus statements for deferred treatment with curative intent for localised prostate cancer from an international collaborative study（DETECTIVE Study）[J].Eur Urol，2019，76（6）：790-813.

[5]Hofman MS，Lawrentschuk N，Francis RJ，et al.Prostate-specific membrane antigen PET-CT in patients with high-risk prostate cancer before curative-intent surgery or radiotherapy（proPSMA）：a prospective，randomised，multicentre study[J].Lancet，2020，395（10231）：1208-1216.

[6]Mori R，Uemura M，Sekido Y，et al.Locally advanced rectal cancer receiving total neoadjuvant therapy combined with nivolumab：a case report and literature review[J].World J Surg Oncol，2022，20（1）：166.

[7]Gandaglia G，Soligo M，Battaglia A，et al.Which patients with clinically node-positive prostate cancer should be considered for radical prostatectomy as part of multimodal treatment？ The impact of nodal burden on long-term outcomes[J].Eur Urol，2019，75（5）：817-825.

病例 15　CRPC 患者淋巴转移靶病灶清扫术

一、病历摘要

（一）病史介绍

一般资料：患者男性，61 岁。因"确诊转移性前列腺癌 2 余年"入院。

现病史：2017 年 6 月，患者无明显诱因发现左侧大腿处无痛性包块，鸡蛋大小，质硬，表面皮肤无红肿、糜烂，局部皮温正常，无压痛，表面尚光滑，不可推动，无波动感。患者无发热，无下肢活动受限，无双下肢水肿等。遂至当地医院就诊，查 CT 示左股骨上段肿块。进一步查盆腔 MRI 示盆腔内占位性病变，考虑前列腺癌并发淋巴结、骨、软组织转移可能性大，膀胱、右侧精囊及直肠受累。当时查 tPSA 154 ng/mL。2017 年 6 月 23 日在腰麻下行左大腿内侧肿块切开活检术，术后病理示左大腿内肿块转移性癌，倾向于前列腺来源。初步考虑"转移性前列腺癌"，于 2017 年 7 月 4 日行双侧睾丸切除术（手术去势治疗），术后予以"比卡鲁胺"抗雄激素治疗。2017 年 11 月，患者为进一步治疗来我院就诊，入院后行 B 超引导下经会阴前列腺穿刺活检术，穿刺病理示前列腺腺癌，Gleason 评分 4 ＋ 4 ＝ 8 分，4+/12 针。

（二）体格检查

腹平软，无压痛、反跳痛；双侧肾区无压痛、叩击痛；膀胱区无明显充盈；阴囊无肿大，双侧睾丸阙如。前列腺指检：前列腺Ⅰ度增大，质地偏硬，中央沟消失，表面欠光滑，直肠黏膜尚可推动，前列腺无压痛。

（三）辅助检查

FDG PET-CT（2017 年 11 月 3 日）：①前列腺癌去势术后，前列腺肿瘤活性存在；右侧精囊腺、膀胱底后壁受侵犯；右侧髂骨转移瘤；②右侧盆壁区、双侧腹股沟多发淋巴结影，未见 FDG 代谢增高（病例 15 图 1）。

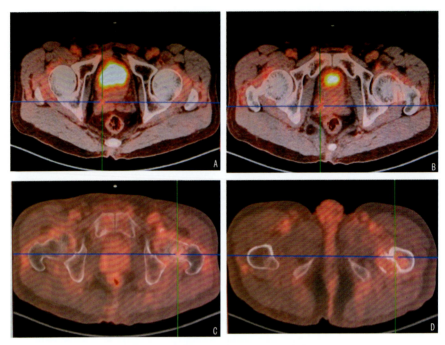

病例 15 图 1　FDG PET-CT 检查

A．前列腺肿瘤活性存在；B．右侧精囊腺、膀胱底后壁受侵犯；

C、D．右侧髂骨、骨盆诸骨、左侧股骨上段、左侧股骨头多发转移瘤。

（四）初步诊断

转移性前列腺癌 $pT_{3b}N_1M_{1b}$。

（五）治疗经过

患者"比卡鲁胺"抗雄激素治疗和双侧睾丸切除手术去势治疗 4 个月后，tPSA 降至 0.433 ng/mL。经过 MDT 讨论，2017 年 11 月 7 日予以开放前列腺癌根治术＋扩大盆腔淋巴结清扫术，术后病理示前列腺腺癌，癌组织侵犯神经束，脉管内见癌栓；肿瘤累及前列腺左叶、右叶、基底部、体部，剩余癌组织占前列腺体积＜ 10%，左侧精囊腺未见癌累及，右精囊腺、输精管、前列腺切缘（–）；临床内分泌治疗后，Crook 分级 C_3N_3，病理分期 pT_{3b}；（左髂外）淋巴结（1/4 枚）见癌转移；（左髂内）淋巴结纤维血管组织；（左髂总）淋巴结（2 枚）、（左闭孔）淋巴结（6 枚）未见癌转移；（右闭孔）淋巴结（2/7 枚）见癌转移；（右髂内）淋巴结（1 枚）、（右髂总）淋巴结（1 枚）、（右髂外）淋巴结（4 枚）未见癌转移。

综合患者以上资料，考虑诊断为"转移性前列腺癌"，分期：$pT_{3b}N_1M_{1b}$。

术后继续予以比卡鲁胺 50 mg、1 次 / 日治疗，2017 年 12 月 tPSA 0.1 ng/mL，予以多西他赛辅助化疗 2 周期，tPSA 维持在 0.1 ng/mL 左右，直至 2018 年 9 月，tPSA 开始升高（0.21 ng/mL），遂停用比卡鲁胺。2018 年 12 月开始改用氟他胺治疗。2019 年 12 月，tPSA 降至最低点 0.06 ng/mL。2020 年 3 月，tPSA 开始升高为 0.9 ng/mL，至 2020 年 6 月，tPSA 升高至 3.56 ng/mL，睾酮 0.087 nmol/L。遂行 PSMA PET-CT（2020-06-04）示：①前列腺切除术后改变，术区未见明显复发征象；右侧盆壁显影剂异常浓聚，考虑转移可能性大；②左侧股骨、右侧耻骨、右侧髂骨骨质密度增高，未见前列腺特异性膜抗原（prostate specific membrane antigen，PSMA）摄取活性。

经过 MDT 详细讨论后，2020 年 7 月 15 日行经腹腔挽救性盆腔淋巴结清扫术＋腹膜后淋巴结清扫术（右侧）。术中见右侧髂内区域见类圆形肿物，直径约 1.5 cm，完整切除该肿物和周围组织进行术中快速冰冻，病理示转移性癌。遂行右侧髂内、髂外、髂总及下腔静脉旁淋巴结清扫术。术后病理示：（右盆腔癌结节）癌结节 1 枚，符合前列腺癌转移；（右侧下腔静脉旁淋巴结）7 枚，其中 1 枚癌结节；（骶前淋巴结）13 枚未见癌结节。术后 2 周，患者 tPSA 降至 0.05 ng/mL，术后 1 个月降至 0.02 ng/mL（病例 15 图 2）。

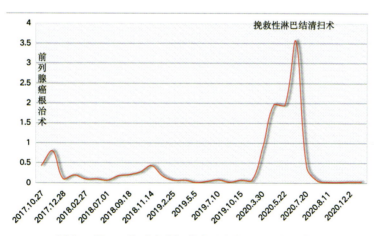

病例 15 图 2　前列腺癌根治术后患者 tPSA 变化情况

二、病例讨论

1. 该患者初诊时即为 mHSPC，为何选择前列腺癌根治术？

结合患者病史资料和影像学评估，考虑该患者为"寡转移性前列腺癌"。对转移性恶性肿瘤原发灶进行手术治疗虽无法达到治愈疾病的目的，但可降低全身肿瘤负荷，缓解局部症状，并提高后续放、化疗敏感性，达到延长生存期及疾病无进展时间、提高生活质量的目的。随着精准外科学的发展，前列腺癌根治术的适应证正在日益拓宽，已经开始应用于晚期前列腺癌的局部治疗。Tran[1] 等人认为，"寡转移癌"的患者处于既需要全身治疗，也需要局灶性治疗的阶段。多项研究表明，接受根治术的转移性前列腺癌患者其总体生存期、无进展生存期等预后指标均优于未手术组[2-3]。因此，对于寡转移灶前列腺癌行原发灶根治术正逐渐受到重视和接受，但手术治疗的适应证尚未得到明确及统一。

2. 寡转移前列腺癌减瘤手术的适宜人群和手术时机如何判断？

虽然许多临床研究结果表明减瘤手术能改善寡转移前列腺癌患者的预后，但是临床获益与患者机体耐受性的差异与疾病状态有关[4]。Loopenberg[5] 等人建立预测患者 3 年总体病死风险模型，进一步分析发现，当转移性前列腺癌患者的 3 年总体病死风险 > 72% 时，原发肿瘤的局部治疗不能使患者获益。该研究表明，低肿瘤负荷和年轻的转移性前列腺癌患者接受原发灶局部治疗可能获益更明显。

此外，寡转移前列腺癌患者手术时机也非常重要，这不仅关系到原发灶可最大限度地增加减瘤切除的机会，还关系到患者能否在手术中获益。手术时机的选择取决于患者 TNM 分期、对内分泌治疗和放、化疗的敏感程度及与患者的沟通情况，需要结合患者实际病情制订个体化治疗方案[6]。

3. 该患者影像学发现局部淋巴结复发时如何选择下一步治疗方案？

该患者此时影像学检查提示盆腔淋巴结转移，目前全身未见其他部位的转移，原发灶已经切除，疾病复发灶在盆腔局部，且患者积极治疗欲望强烈，根据 EAU 及 NCCN 诊治指南[7] 的推荐，应当接受盆腔的挽救性放疗，可以减缓患者的疾病进展期，使患者生存获益。

虽然内分泌治疗也可以抑制肿瘤的生长，但是达不到根治的目的[8]。近年来一些文献主张对于前列腺癌根治术后仅存在淋巴结复发的患者进行挽救性淋巴结清扫[9]。一项发表在 EAU 上的文献报道了前列腺癌根治术后临床复发后进行挽救性淋巴结清扫的长期随访结果，该研究通过对 59 例根治术后 PET-CT 见局部盆腔或腹膜后淋巴结复发的患者进行挽救性淋巴结清扫发现，至少有 40% 的患者能够获得超过 5 年的无临床复发生存期，5 年无生化复发生存率为 29.4%，而 5 年前列腺癌特异性生存率则高达 89.1%[10]。因此，挽救性淋巴结清扫可以作为此患者可选择的治疗方案之一。

三、专家点评

该病例为寡转移前列腺癌内分泌治疗后进行根治性手术，术后 3 年出现局部盆腔淋巴结复发，经过挽救性淋巴结清扫后治疗有效。针对寡转移前列腺癌原发灶的手术治疗结合 ADT 相比单纯进行 ADT 治疗可显著提高患者总体生存率，延长疾病进展时间，推迟因原发灶进展造成的局部症状出现的时间，并提高对系统性治疗的敏感性，改善患者生活质量。对寡转移前列腺癌行局灶手术切除的理念应得到肯定，但现有研究证据仍限于临床研究阶段，且部分研究尚存在一定的局限性，期待后续前瞻性随机对照研究提供更高等级的临床证据，并进一步明确寡转移灶前列腺癌行根治性切除的适应证。基于 PSMA PET-CT 的挽救性淋巴结清扫术使得患者 tPSA 降低至自术后以来的最低值，该病例的治疗遵循并采纳了国际上最新的循证医学证据，获得了最佳的效果。

（病例提供：艾麦提阿吉·喀迪尔　上海市第十人民医院）

（点评专家：杨　斌　上海市第十人民医院）

参考文献

[1]Tran PT，Antonarakis ES.Altering the natural history of oligometastatic prostate cancer with local therapies：reality versus illusion[J].J Oncol Pract，2017，13（1）：21-24.

[2]Gratzke C，Engel J，Stief CG.Role of radical prostatectomy in metastatic prostate cancer：data from the munich cancer registry[J].Eur Urol，2014，66（3）：602-603.

[3]Rajwa P，Pradere B，Gandaglia G，et al.Intensification of systemic therapy in addition to definitive local treatment in nonmetastatic unfavourable prostate cancer：a systematic review and meta-analysis[J].Eur Urol，2022，82（1）：82-96.

[4]Rajwa P，Zattoni F，Maggi M，et al.Cytoreductive radical prostatectomy for metastatic hormone-sensitive prostate cancer-evidence from recent prospective reports[J].Eur Urol Focus，2023，9（4）：637-641.

[5]Smith JA，Josrph Dr.Treatment of localized prostatic cancer[J].Semin Surg Oncol，1989，5（4）：240-246.

[6]Mottet N，Bellmunt J，Bolla M，et al.EAU-ESTRO-SIOG guidelines on prostate cancer.Part 1：screening，diagnosis，and local treatment with curative intent[J].Eur Urol，2017，71（4）：618-629.

[7]Schaeffer E，Srinivas S，Antonarakis ES，et al.NCCN guidelines insights：prostate cancer，version 1 2021[J].J Natl Compr Canc Netw，2021，19（2）：134-143.

[8]Revilla G，Cedó L，Tondo M，et al.LDL，HDL and endocrine-related cancer：from pathogenic mechanisms to therapies[J].Semin Cancer Biol，2021，73（1）：134-157.

[9]De Meerleer G，Berghen C，Briganti A，et al.Elective nodal radiotherapy in prostate cancer[J].Lancet Oncol，2021，22（8）：348-357.

[10]Suardi N，Gandaglia G，Gallina A，et al.Long-term outcomes of salvage lymph node dissection for clinically recurrent prostate cancer：results of a single-institution series with a minimum follow-up of 5 years[J].Eur Urol，2015，67（2）：299-309.

病例 16　前列腺癌致双肾重度积水合并肝转移

一、病历摘要

（一）病史介绍

一般资料：患者男性，68 岁。因"进行性排尿困难 4 个月余，发现 PSA 升高 1 个月"入院。

现病史：患者于 4 个月前出现排尿不畅，排尿费力，尿线变细，射程缩短，伴有尿频、尿急，偶感腰部酸胀，夜尿增多（4 ～ 5 次），均次排尿量明显减少，尿色淡黄。至当地医院就诊，查血 PSA > 100 ng/mL，fPSA 22.48 ng/mL，泌尿系超声检查示双肾集合系统分离，双肾盂、输尿管扩张积水；前列腺增大，回声减低，内外腺分界不清，前列腺占位性病变，突入膀胱，建议进一步完善前列腺穿刺。病理结果示左 1、右 1、右 2、右 3 前列腺腺癌，左 2、左 3 前列腺增生。骨 ECT 扫描未见明确骨转移征象。诊断为"前列腺恶性肿瘤（$cT_4N_xM_0$）"，当地医院给予戈舍瑞林 3.6 mg 联合比卡鲁胺 50 mg 内分泌治疗 2 个月，自述排尿症状缓解不明显，遂至我院就诊。

既往史：既往高血压病史（服用硝苯地平控释片 5 mg、1 次 / 日，血压控制良好）；否认其他慢性疾病史及手术史；否认前列腺恶性肿瘤家族史及抽烟、酗酒史；未有工业毒物接触史；无药物、食物过敏史；否认性病史与冶游史。

（二）体格检查

BMI 26.43，生命体征平稳，心肺听诊无异常，腹平软，压痛阴性。双侧肾区无明显膨隆，压痛及叩击痛阴性，双侧输尿管走行区无压痛，膀胱区无充盈，压痛阴性，睾丸、附睾无明显异常。直肠指检：前列腺 II 度增大，质硬，压痛阴性，退指无血染。

（三）辅助检查

血常规、肝功能、凝血功能、电解质等检查基本正常。肾功能：血肌酐

265 μmol/L；血肿瘤标志物：tPSA 56.84 ng/mL，fPSA 12.13 ng/mL，余甲胎蛋白、癌胚抗原、糖类抗原 125、癌胚抗原 153、糖类抗原 19-9 均正常。

前列腺 mpMRI 检查示：前列腺形态不规则，大小约 4.4 cm×4.6 cm×5.2 cm，边界不清，T2WI 为混杂信号，DWI 信号增高，ADC 信号减低，增强后可见明显不均匀强化；前列腺向前、向上突向膀胱内生长，呈菜花样，膀胱后壁见较广泛不规则增厚改变，局部膀胱壁僵硬，呈尖角样改变，增强后明显强化。诊断考虑前列腺恶性肿瘤侵犯双侧精囊腺、膀胱后壁（病例 16 图 1）。

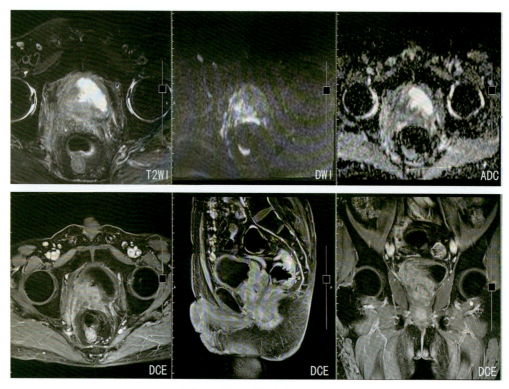

病例 16 图 1　前列腺 mpMRI

（四）初步诊断

综合患者上述现病史、体征及实验室检查和辅助检查，参考前列腺穿刺活检病理结果，临床诊断考虑为前列腺恶性肿瘤（$cT_4N_1M_0$）。

（五）治疗经过

经过前列腺癌诊疗组 MDT 讨论，专家一致认为该患者目前诊断前列腺癌明确，可选用内分泌治疗联合多西他赛化疗的治疗方案，但患者排尿困难，症状进行性加重，伴有双侧肾盂重度积水，身体一般情况尚可，结合 EAU 指南对于前列腺癌晚期伴有排尿梗阻症状患者的诊疗规范，有手术干预指征，无绝对手术禁忌证，予以根治性前列腺切除术＋根治性膀胱切除术＋盆腔淋巴结清扫术＋输尿管腹壁造口术。术后病理示前列腺癌，内分泌治疗后，Crook 分级 C_2N_2，5% 区域呈现神经内分泌分化。肿瘤累及双叶尖、体、底部，累及双侧精囊腺，浸润至膀胱肌层。右输尿管肌层见癌浸润，双侧输尿管切缘未见癌组织。左、右盆腔淋巴结各 3 枚有癌转移。免疫组化结果：PSA（+），p504s（+），AR（+），NSE（+），chg（+），syn（+），CD56（+），Vimentin（-），CK7（-），CK5/6（-），p63（-），Ki-67（40%＋）（病例 16 图 2）。术后继续维持戈舍瑞林 3.6 mg 联合比卡鲁胺 50 mg 内分泌治疗。

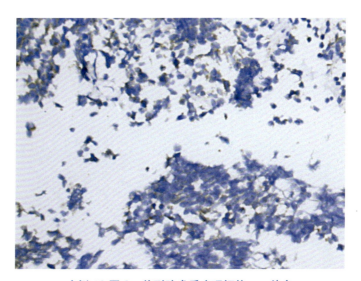

病例 16 图 2　前列腺术后病理切片 syn 染色

患者术后 3 年例行检查时，血液 PSA 48.80 ng/mL，睾酮 0.087 nmol/L，腹部 B 超发现肝内多发实性占位性病变，表现为肝内数个低回声区，较大者大小约为 53 mm×50 mm，部分边界欠清晰，内部回声欠均匀，内见血流信号（病例 16 图 3）。

骨 ECT 示骨盆多发骨质破坏伴代谢增高，考虑骨转移可能性大。由此提示，患者在内分泌治疗过程中出现临床影像学进展，进入去势抵抗阶段。

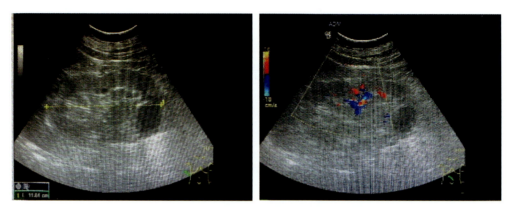

病例 16 图 3　超声检查显示典型肝脏占位图像

随后，患者接受了超声引导下肝肿物穿刺术，术后病理示：转移性低分化癌，结合病史及免疫组化，符合前列腺癌转移（病例 16 图 4）。免疫组化结果：AE1/AE3（＋），34βe12（－），p504s（少量弱＋），p63（－），CK5/6（－），PSA（少量＋），PSMA（＋），AR（＋），PTEN（＋），CgA（－），syn（－），PD-1（－），PD-L1（20%＋），mLH1（＋），MSH2（－），MSH6（－），p53（＋＋），Ki-67（20%＋）。

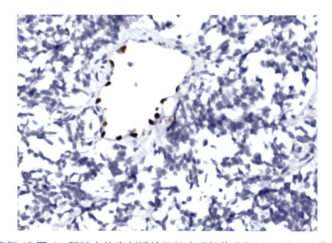

病例 16 图 4　肝脏占位穿刺活检组织病理切片 PSMA、PD-L1 染色

为进一步制订个体化治疗方案，对肝脏转移灶穿刺组织进行基因检测，检测报告显示：微卫星不稳定，TMB 突负荷，提示免疫治疗可能获益（病例 16 表 1）。

病例 16 表 1　基因检测报告

免疫治疗相关检测结果		
突变负荷（TMB.Muts/Mb）	38.76	
微卫星稳定 / 不稳定分析（MSS/MSI）	微卫星不稳定（MSI）	
免疫疗效相关基因突变	正相关　MSH2p.K546*	突变负荷数值较高，如使用
	ATMp.R1466*	相关药物请加强随访
	负相关　未检出	

根据以上检查结果作为依据，参照 2021 年 NCCN 指南，患者在继续维持戈舍瑞林 3.6 mg 内分泌治疗基础上，接受了多西他赛＋卡铂化疗联合 PD-1 抑制剂联合治疗 6 周期。复查血 PSA ＜ 0.01 ng/mL，腹部 B 超发现肝内占位性病灶较前明显缩小（病例 16 图 5）。

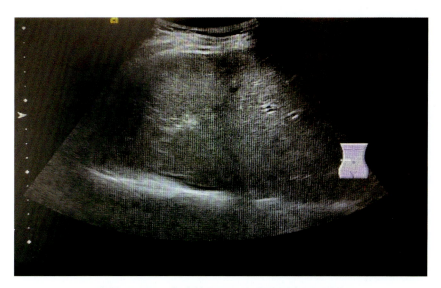

病例 16 图 5　超声检查显示治疗后肝脏占位图像

二、病例讨论

1. 该患者前列腺癌初诊时即出现血 PSA > 100 ng/mL，且肿瘤侵犯膀胱及盆腔淋巴结转移，伴有双肾盂输尿管扩张、积水及排尿梗阻的临床症状，属于非局灶的转移性前列腺癌，临床考虑 $cT_4N_1M_0$。那么对于非局灶的转移性前列腺癌来说，关于外科手术和非手术方案的治疗抉择应如何把握？

局部晚期前列腺癌初诊后的治疗呈现多样化。参照 2021 年 EAU 指南[1]，对于引起尿路梗阻的局部晚期前列腺癌有手术解除梗阻的指征，需要根据患者身体一般状况进行综合评估[2]。该患者初诊前列腺癌即合并由下尿路梗阻导致的上尿路重度积水，造成了肾功能不全，具有手术指征[3]，患者目前身体情况尚可，评估可以耐受手术，随经前列腺癌多学科诊治团队讨论，给予根治性前列腺切除术＋盆腔淋巴结清扫术＋输尿管皮肤造口术。

患者术后恢复顺利，继续维持内分泌治疗[4]。3 年后复查时发现骨转移及肝脏转移，随后完善肝转移灶的穿刺活检进一步明确为前列腺癌肝转移，结合病理免疫组化结果及基因检测报告，参考 2020 年 NCCN 指南[5]，给予患者多西他赛＋卡铂化疗联合 PD-1 抑制剂进行综合治疗。经上述多西他赛＋卡铂化疗联合 PD-1 抑制剂免疫治疗方案的治疗后，患者前列腺原发肿瘤病灶明显缩小，肝转移灶亦明显减少，未有明确新发转移灶出现，提示治疗方案有效。

2. 该患者在进行了传统手术＋内分泌治疗方案后 3 年，出现了骨转移及肝脏转移，随后经过系列诊断和评估，给予患者使用多西他赛＋卡铂化疗联合 PD-1 抑制剂进行综合治疗，获得了较为明显的肿瘤缓解。那么，针对此类非局灶的转移性前列腺癌来说，传统手术＋内分泌治疗之外，其他的综合治疗方案应该如何选择呢？

晚期前列腺癌是实体瘤中第一个获得免疫治疗突破的瘤种，2005 年 Sipuleucel-T 疫苗获批用于晚期去势抵抗前列腺癌的治疗，前列腺癌引领了实体瘤的免疫治疗[6]。但这些年，以 PD-1/PD-L1 单抗为代表的免疫检查点抑制剂先后在多个瘤种获得突破[7]，而晚期前列腺仅在微卫星不稳定及肿瘤高突变负荷的很少人群中获得治疗适应证，既往开展的用于新型内分泌治疗及化疗失败后单独免疫治疗的研究并未获得成功[8]。因此，PD-1/PD-L1 单抗治疗的前移及与现有治疗的联合，成为目前晚期前列腺免疫治疗临床研究聚焦的重点[9]。

来自 Rahul 等人[10] 的一项研究通过全外显子测序（WES）、第二代测序（NGS）、RNA 测序（RNAseq）、免疫组化等方法检测了 100 例 mCRPC 患者肿瘤新鲜活检样本中的 PD-L1 表达、错配修复（MMR）基因及 BRCA2、PALB2、CDK12、PTEN、ATM、TP53、SOX2 等的表达水平或突变情况等，并将之与抗 PD-1 治疗后的预后进行关联分析。中位随访 56.2 个月，在所有的检测样本中，发现 SOX2 阳性表达率为 27%，PD-L1 阳性表达率为 33%。此外，MMR 病理性突变率为 7%，BRCA2 基因有害变异率为 9%，PALB2 变异率 1%，CDK12 变异率 3%，PTEN 和 ATM 表达缺失分别占 29% 和 13%，TP53 突变率为 25%。单因素分析显示，PD-L1 阳性表达（HR = 1.75，95% CI：1.00 ～ 3.06；P = 0.045）和 SOX2 阳性表达（HR = 1.81，95% CI：1.12 ～ 2.94；P = 0.015）均与患者治疗后总生存呈负性相关，而其他指标则与预后无关。对于该研究，除了获得阳性关联结果的标志物以外，MMR 突变与免疫治疗后生存无关这一点还需要进一步判断。

另一项来自 Solmaz 等人[11] 的研究专门针对 53 例 MSI-H 的美国非裔晚期前列腺癌患者进行了研究，发现患者的 MSI-H 比率为 3.7%（2 例 /53 例）；与英国这项研究不同的是，这两例 MSI-H 患者接受帕博利珠单抗治疗后获得了快速而持久的临床、生化和分子缓解，包括 PSA 大幅度下降、转移性淋巴结获得影像学 CR 疗效、内脏转移灶未进展状态、液体活检显示前列腺癌来源的 ctDNA 突变消失等。

三、专家点评

该例患者为初诊合并系统性并发症的高肿瘤负荷转移性前列腺癌，当时 PSA > 100 ng/mL，前列腺癌侵犯膀胱三角区，导致双肾积水、急性肾损伤，核磁共振示盆腔淋巴结转移，骨 ECT 核素扫描未见明确骨转移征象。诊断为前列腺恶性肿瘤（$cT_4N_1M_0$），当地医院给予血液透析，前列腺穿刺活检示腺泡腺癌，Gleason 评分 4 + 3 = 7 分，当地医院予以戈舍瑞林 3.6 mg 联合比卡鲁胺 50 mg 内分泌治疗 2 个月后来我院就诊，经 MDT 评估后，予以根治性前列腺膀胱切除术＋盆腔淋巴结清扫术

＋输尿管腹壁造口术。术后病理示：前列腺癌，5% 区域呈现神经内分泌分化。肿瘤累及双侧精囊腺，浸润至膀胱肌层。右侧输尿管肌层见癌浸润。术后通过传统内分泌治疗方案维持治疗 3 年后出现肝转移及全身多发骨转移。为进一步制订个体化治疗方案，对肝脏转移灶穿刺组织进行基因检测，检测报告显示：微卫星不稳定，TMB 高负荷，提示免疫治疗可能获益。在实施化疗联合 PD-1 抑制剂联合治疗后 14 周期，患者复查血 PSA 降至＜ 0.01 ng/mL，影像学检查示肝转移完全缓解，化疗后免疫治疗停止后仅维持药物去势，随访至今（2022 年 12 月）无肿瘤复发，取得了良好的肿瘤缓解疗效。

此外，结合 ASCO GU 的各项研究看，免疫联合化疗的两个Ⅱ期临床研究，CheckMate 9KD（NCT03338790）研究和 KEYNOTE-365 研究，都给出了有力的结果，虽在现阶段不足以改变整体治疗格局，但未来可期[12]。此外，这些Ⅱ期研究中的其他组别以免疫治疗联合了靶向或内分泌治疗；ASCO GU 在 Trials in Progress 专场还报告了新抗原（neoantigen）DNA 疫苗联合 NIVO/IPI 双免疫治疗 mHSPC、阿替利珠单抗联合卡博替尼治疗 mCRPC 的研究设计[13]。虽然这些研究都还没有披露结果，但从另一个角度说明，免疫联合治疗的研究将会是晚期前列腺癌研究的大势所趋。而预测标志物研究尚未成熟，但可能也将随着免疫治疗的开展而逐渐丰富并深入。

（病例提供：毛士玉　郭长城　上海市第十人民医院）

（点评专家：林天歆　中山大学附属第五医院）

参考文献

[1]Cornford P，van den Bergh RCN，Briers E，et al.EAU-EANM-ESTRO-ESUR-SIOG guidelines on prostate cancer.Part Ⅱ -2020 update：treatment of relapsing and metastatic prostate cancer[J].Eur Urol，2021，79（2）：263-282.

[2]Mosher CE，Krueger E，Secinti E，et al.Symptom experiences in advanced cancer：relationships to acceptance and commitment therapy constructs[J].Psychooncology，2021，30（9）：1485-1491.

[3]Zeng XT，Jin YH，Liu TZ，et al.Clinical practice guideline for transurethral plasmakinetic resection of prostate for benign prostatic hyperplasia（2021 Edition）[J].Mil Med Res，2022，9（1）：14.

[4]Wirth MP，Froehner M.Value of endocrine therapy for early and locally advanced prostate cancer[J].Drugs Aging，2003，20（2）：115-124.

[5]Schaeffer EM，Srinivas S，Adra N，et al.NCCN guidelines® insights：prostate cancer，version 1.2023[J].J Natl Compr Canc Netw，2022，20（12）：1288-1298.

[6]Kantoff PW，Higano CS，Shore ND，et al.Sipuleucel-T immunotherapy for castration-resistant prostate cancer[J].N Engl J Med，2010，363（5）：411-422.

[7]Topalian SL，Hodi FS，Brahmer JR，et al.Safety，activity，and immune correlates of anti-PD-1 antibody in cancer[J].N Engl J Med，2012，366（26）：2443-2454.

[8]Wysocki PJ，Lubas MT，Wysocka mL.Metronomic chemotherapy in prostate cancer[J].J Clin Med，2022，11（10）.

[9]Zhou X，Zou L，Liao H，et al.Abrogation of HnRNP L enhances anti-PD-1 therapy efficacy via diminishing PD-L1 and promoting CD8（+）T cell-mediated ferroptosis in castration-resistant prostate cancer[J].Acta Pharm Sin B，2022，12（2）：692-707.

[10]Aggarwal R，Huang J，Alumkal JJ，et al.Clinical and genomic characterization of treatment-emergent small-cell neuroendocrine prostate cancer：a multi-institutional prospective study[J].J Clin Oncol，2018，36（24）：2492-2503.

[11]Sahebjam S，Forsyth PA，Tran ND，et al.Hypofractionated stereotactic re-irradiation with pembrolizumab and bevacizumab in patients with recurrent high-grade gliomas：results from a phase I study[J].Neuro Oncol，2021，23（4）：677-686.

[12]Hesketh PJ，Kris MG，Basch E，et al.Antiemetics：ASCO Guideline Update[J].J Clin Oncol，2020，38（24）：2782-2797.

[13]Carvajal RD，Butler MO，Shoushtari AN，et al.Clinical and molecular response to tebentafusp in previously treated patients with metastatic uveal melanoma：a phase 2 trial[J].Nat Med，2022，28（11）：2364-2373.

病例 17　前列腺小细胞神经内分泌癌内科治疗

一、病历摘要

（一）病史介绍

一般资料：患者男性，65 岁。因"进行性排尿困难 2 个月余"入院。

现病史：患者于 2 个月前出现排尿不畅，排尿费力，尿线变细，射程缩短，伴有尿频、尿急，夜尿明显增多（4 ～ 5 次），均次尿量明显减少，尿色淡黄，无排尿疼痛及排尿中断现象。后排尿困难且症状进行性加重，遂至我院就诊，查前列腺超声示前列腺增大，前列腺回声减低，内外腺分界不清，前列腺占位性病变，建议穿刺进一步明确；膀胱残余尿 30 mL。

既往史：既往高血压病史（服用硝苯地平控释片 5 mg、1 次 / 日，血压控制良好）；否认其他慢性疾病史及手术史；否认前列腺恶性肿瘤家族史及抽烟、酗酒史；未有工业毒物接触史；无药物、食物过敏史；否认性病史与冶游史。

（二）体格检查

BMI 25.43，生命体征平稳，心肺听诊无异常，腹平软，压痛阴性。双侧肾区无明显膨隆，压痛及叩击痛阴性，双侧输尿管走行区无压痛，膀胱区无充盈，压痛阴性，睾丸、附睾无明显异常。直肠指检：前列腺Ⅱ度增大，质硬，压痛阴性，退指无血染。

（三）辅助检查

血常规、肝肾功能、凝血功能、尿便常规等检查基本正常。血液肿瘤标志物：tPSA 4.84 ng/mL，fPSA 1.13 ng/mL，神经元特异性烯醇化酶 42.80 ng/mL，鳞癌相关抗原 3.07 ng/mL，胃泌素释放肽前体 1381.23 pg/mL，余甲胎蛋白、癌胚抗原、糖类抗原 125、癌胚抗原 153、糖类抗原 19-9 均正常。睾酮 22.28 nmol/L。

前列腺 mpMRI 检查示：前列腺体积增大，约 6.5 cm×6.4 cm×5.2 cm，边界不清，尖部和左侧体底部见大小约 6.2 cm×5.0 cm×3.0 cm，不规则短 T_2 信号肿块，DWI 为明显高信号，ADC 信号减低，增强后可见明显不均匀强化；肿块呈分叶状改变，且突向外后方生长，膀胱左后壁增厚伴强化，直肠系膜筋膜左前部被突破，与直肠下段左前壁和左侧肛提肌界面不清，后者 DWI 信号增强，伴异常强化。两侧髂血管周围和腹股沟区见多发 1 cm 内肿大淋巴结，DWI 信号增强，轻度强化。考虑前列腺恶性肿瘤，侵及膀胱左后壁、直肠系膜筋膜、直肠下段和左侧肛提肌（病例 17 图 1）。

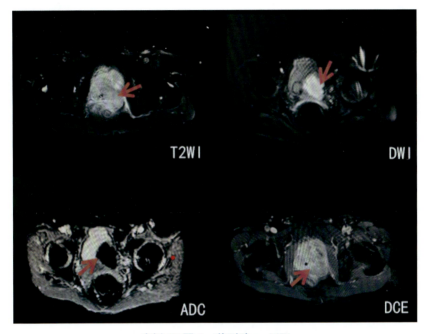

病例 17 图 1　前列腺 mpMRI

患者接受前列腺靶向穿刺活检，病理结果示：前列腺低分化神经内分泌癌，呈小细胞癌图像（前列腺穿刺标本 HE 染色图片，病例 17 图 2）；免疫组化：AE1/AE3（+），ttf-1（+），PSA（-），PSMA（-），p504s（-），p63（少量 +），AR（少量弱 +），PTEN（少量弱 +），erg（-），rb-1（+），CEA（+），CD3（5% +），CD8（+）3%，c-myc（-），AR-V7（-），cga（-），syn（+），CD56（+），PD-1（-），PD-L1（-），Gata-3（-），mLH1（+），MSH2（+），MSH6（+），PMS2（弱 +），p53（-），Ki-67（80%+）。

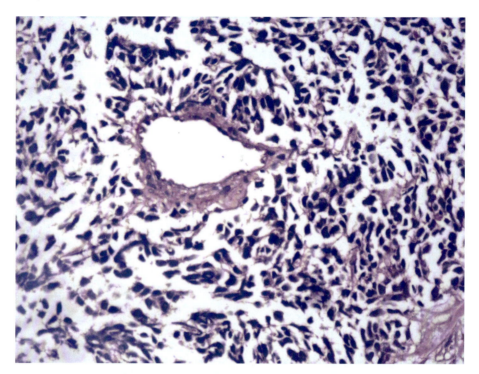

病例 17 图 2　前列腺穿刺病理切片（HE 染色）

完善 PET-CT（^{18}F-FDG）检查，结果示：前列腺左侧见一放射性摄取不均匀增高肿块影，大小约 73.8 mm×55.1 mm×64.3 mm，SUVmax：15.6，与膀胱左后壁及左侧精囊腺分界不清；另见左肺下叶背段胸膜下一结节影，大小约 24.9 mm×18.1 mm×23.0 mm，呈浅分叶，牵拉临近胸膜，放射性摄取异常增高，SUVmax：22.1；右肺中叶内侧段水平裂胸膜下见一小结节影，直径约 6.4 mm，放射性摄取轻度增高，SUVmax：0.78；左肺门及纵隔气管隆突下见数个放射性摄取增高淋巴结影，直径约 13.0 ～ 16.2 mm，SUVmax：2.3 ～ 11.6，代谢较高者位于左肺门，直径约 13.0 mm。扫描所及诸骨未见明显骨质破坏及异常放射性浓聚。诊断考虑为前列腺恶性肿瘤，膀胱左侧壁及左侧精囊侵犯，双肺转移，左肺门及纵隔淋巴结转移（病例 17 图 3）。

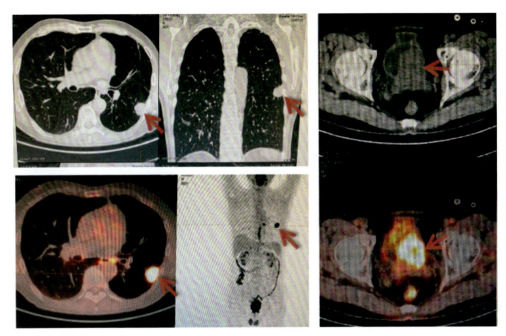

病例 17 图 3　典型肺部和前列腺 PET-CT 检查

（四）初步诊断

综合患者上述现病史、体征及实验室检查和辅助检查，参考前列腺穿刺活检病理结果，临床诊断考虑为前列腺神经内分泌癌（$cT_4N_1M_{1c}$）。

（五）治疗经过

经过 MDT 讨论，专家一致认为该患者目前诊断前列腺小细胞神经内分泌癌明确，病理表现为肿瘤分化程度低、浸润性强的特点，临床预后较差。目前尚无针对神经内分泌性前列腺癌（neuroendocrine prostate cancer，NEPC）的标准治疗，参照 2020 年 NCCN 指南，对于前列腺神经内分泌癌的治疗应以铂类方案化疗为主，多西他赛＋卡铂化疗可作为混合性前列腺神经内分泌癌和神经内分泌分化型前列腺癌的治疗选择，根据病情需要，分子靶向药物，比如 VEGF 抑制剂、PD-1/PD-L1 抑制剂等对前列腺神经内分泌癌亦有潜在的治疗效应。

因此，为进一步制订更加个体化的治疗方案，该患者接收了基因检测，检测结果显示：微卫星稳定，TMB 高负荷，提示免疫治疗可能获益（病例 17 图 4）。

内分泌治疗+神经内分泌分化相关基因突变

基因突变	突变丰度/拷贝数	负相关药物	预后提示	临床意义
RB1 p.E209*	25.00%	/	/	RB1基因与TP53基因同时突变,提示患者可能属于神经内分泌分化型。
RB1 p.W78*	24.60%			
TP53 p.E287*	43.20%	阿比特龙,恩扎卢胺	预后较差	提示患者可能对阿比特龙,恩扎卢胺疗效较差。

免疫治疗相关检测结果			
突变负荷 (TMB, Muts/Mb)		22.47	
微卫星稳定/不稳定分析 (MSS/MSI)		微卫星稳定（MSS）	
免疫疗效相关基因突变	正相关	TP53 p.E287*	突变负荷数值较高。 如使用相关药物请加强随访。
	负相关	PTEN p.Q87fs*4	
		B2M c.67+1G>A	
		B2M c.346+2T>G	

病例 17 图 4　基因检测报告

随后给予患者多西他赛（120 mg）＋卡铂（500 mg）方案化疗 5 周期，以及 PD-1 抑制剂（信迪利单抗 200 mg）免疫治疗 4 周期，治疗期间耐受可。治疗后患者尿频、排尿困难症状显著缓解，最大尿流率（Qmax）可达 12.32 mL/s。

治疗后复查血常规、肝肾功能、凝血功能、尿便常规等基本正常。睾酮 26.680 nmol/L。血液肿瘤标志物：tPSA 3.23 ng/mL，fPSA 0.68 ng/mL，神经元特异性烯醇化酶 13.60 ng/mL，鳞癌相关抗原 1.43 ng/mL，胃泌素释放肽前体 44.05 pg/mL，均较前降低。进一步完善前列腺 mpMRI，检查结果示：前列腺体积增大，大小约 5.1 cm×3.8 cm×3.6 cm，呈弥漫性信号异常，DWI 为高信号，ADC 信号减低，增强后可见明显不均匀强化；病变与膀胱颈部、直肠下段前间隙及左侧肛提肌内侧面分界不清。两侧髂血管周围和腹股沟区见多发直径 1 cm 内肿大淋巴结，DWI 信号增强，轻度强化（病例 17 图 5）。

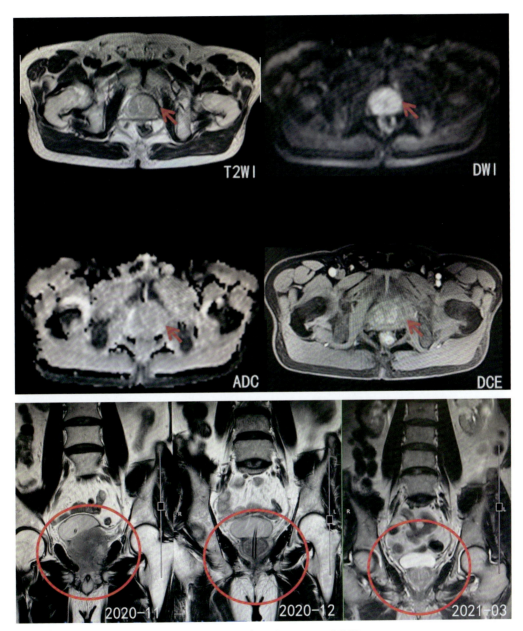

病例 17 图 5　前列腺 mpMRI 对比图

肺部 CT 结果示：左肺下叶背段偏外侧胸膜下见约 1.0 cm×0.6 cm×1.0 cm 大小丘状淡薄稍高密度灶，呈宽基底与胸膜相连，边界欠清。右肺见多发直径约

0.3～0.6 cm 小结节影，边界尚清；纵隔区内见多发大小不等淋巴结影，较大者直径约 1.7 cm（病例 17 图 6）。

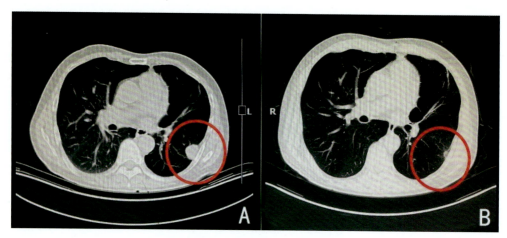

病例 17 图 6　肺部 CT 平扫对比图

A. 2020 年 11 月；B. 2021 年 3 月。

二、病例讨论

1. 该例患者以排尿梗阻为首诊症状，初诊时血 PSA 水平升高不明显，而影像学表现为前列腺肿瘤较为严重的局部和远处进展征象，结合病理诊断学，患者确诊为前列腺神经内分泌癌。那么，前列腺神经内分泌癌有哪些生物学特征？

NEPC 属于前列腺内分泌肿瘤，是前列腺癌中较罕见的一种病理类型，其在分子水平上的特征为雄激素信号调节因子表达缺失 / 极低或雄激素受体（androgen receptor，AR）信号不活化。临床上按对内分泌治疗的反应 NEPC 可分为原发型（dn-NEPC）和治疗诱导型（t-NEPC）两类，dn-NEPC 是指肿瘤发生时即存在的神经内分泌肿瘤，临床上较为罕见，不到初诊前列腺癌的 2%[1]；t-NEPC 是指神经内分泌肿瘤成分是经过雄激素剥夺疗法诱导转化而来，其在 CRPC 中的发生率可高达 17%[2]。该名患者即为 dn-NEPC。

前列腺神经内分泌癌的诊断应包括神经内分泌细胞形态学上的鉴定和神经内分泌分子标志物的监测 [3]。分化良好的前列腺神经内分泌肿瘤与经典腺泡腺癌细胞形态学上具有一定的差异，前列腺神经内分泌肿瘤的细胞分子标志物常具有以下特征[4]：突触素 Syn，嗜铬粒蛋白 CgA 和 CD56 等神经内分泌标志物阳性、基底细胞标志物 P63 阴性、细胞增生标志物 Ki-67 阴性、甲基酰基辅酶 A 外消旋酶 AMACR 阳性、PSA 和前列腺酸性磷酸酶 PAP 的表达情况随前列腺神经内分泌肿瘤类型不同而有所区别[5]。其中，90% 的小细胞神经内分泌癌神经内分泌标志物阳性，而 PSA 和雄激素受体阳性率较低。小细胞神经内分泌癌在形态学上与小细胞肺癌极其相似。40% ～ 50% 小细胞癌为混合型，通常与 Gleason 评分 8 分以上的腺泡腺癌合并存在。小细胞癌患者易出现内脏转移，骨转移多为溶骨性转移，预后差，并且前列腺癌神经内分泌化与内分泌治疗的疗效和患者预后关系尚不明确。

2．在前列腺癌临床诊断神经内分泌癌过程中，应重点关注哪些临床征象？

正常前列腺组织本身就含有极少量（＜ 1%）的神经内分泌细胞，其具体生理功能尚不明确。关于 NEPC 中神经内分泌细胞的起源主要有以下几种假说：① NEPC 中的神经内分泌成分与腺泡腺癌成分共同起源于某种具有干细胞特性的基底细胞；② NEPC 中的神经内分泌细胞起源于具有某些基因改变的腺癌细胞（即转分化假说），这些基因改变可能由于治疗干预或者肿瘤细胞微环境的改变造成；③ NEPC 中的神经内分泌细胞起源于前列腺中原本存在的正常神经内分泌细胞[6]。

2016 年世界卫生组织（World Health Organization，WHO）对前列腺神经内分泌肿瘤的组织病理学进行了分类，包括前列腺癌伴神经内分泌分化、前列腺癌伴 Paneth 细胞样神经内分泌分化、类癌、小细胞神经内分泌癌和大细胞神经内分泌癌五种亚型，包括伴神经内分泌分化的前列腺腺泡腺癌、腺癌伴潘氏细胞样神经内分泌分化、高分化神经内分泌肿瘤和低分化神经内分泌肿瘤［包括小细胞神经内分泌癌（small cell neuroendocrine carcinoma，SCNC）和大细胞神经内分泌癌（large cell neuroendo crine carcinoma，LCNEC）］。

NEPC 可能具有以下临床表现：①初始 ADT 治疗后 PSA 水平未见明显降低或治疗失败时间＜ 6 个月；② ADT 治疗后的 PSA 最低值＞ 4 ng/mL；③合并内脏转移（如肺、肝、中枢神经系统转移），或溶骨性转移为主要表现；④与疾病负担不呈比例的低血清 PSA 绝对值；⑤神经内分泌的血清标志物升高：如 CgA 和 NSE、SYP、LDH 和（或）癌胚抗原[7]。因此对于疾病快速进展但 PSA 并未明显上升的患者，尤其在合并内脏转移的情况下，应重点怀疑前列腺神经内分泌癌。结合该患者的前列腺穿刺病理的免疫组化结果，核心标志物与前列腺神经内分泌癌的特点相吻合。

3. 该患者诊断前列腺神经内分泌癌后接受了多西他赛联合卡铂方案化疗及 PD-1 抑制剂免疫治疗后，影像学表现肿瘤病灶得到显著抑制，排尿症状亦得到了较为明显的缓解，取得了比较可观的疗效。那么，结合目前最新的相关指南和前沿研究，前列腺内分泌癌治疗策略可以有哪些选择？

从病因入手指导临床治疗。与前列腺神经内分泌癌有关的分子信号通路包括：① MYCN 和 AURKA 扩增；② DLL3 过表达；③ RB1 缺失、TP53 突变；④ PTEN 缺失；⑤肿瘤微环境[8]。前列腺癌理论上并非免疫治疗的理想瘤种，但各种不同组织起源的小细胞癌中都可能有 PD-L1 的表达，NEPC 患者中存在 PD-L1 mRNA 表达和肿瘤浸润 T 细胞，提示免疫治疗也有望成为 PD-L1 表达阳性 NEPC 患者的一种有效且安全的疗法[9]。经上述多西他赛＋卡铂化疗联合 PD-1 抑制剂免疫治疗方案的治疗后，患者前列腺原发肿瘤病灶明显缩小，肺部转移灶亦明显减少，未有明确新发转移灶出现，提示治疗方案有效。另外，患者排尿症状经治疗后显著改善，生活质量显著提高。

此外，对于 AR 信号通路，NEPC 中 AR 表达通常为阴性，但最新的研究结果显示 AR 在相当一部分治疗诱导性 NEPC 患者肿瘤细胞中存在蛋白表达，但却并不具有活性，因此可以解释 NEPC 对 ADT 无效的原因。更有意义的是，如利用 EZH2 抑制剂尝试恢复 NEPC 细胞中失去活性的 AR，可能逆转 NEPC 对抗雄治疗的敏感性[10]。

关于 NEPC 的临床预后与治疗现状，我们可以看到，在前列腺神经内分泌肿瘤的各个亚型中，伴神经内分泌分化的前列腺腺泡腺癌的预后与神经内分泌分化的占比及腺泡腺癌部分的 Gleason 评分有关，临床治疗决策也是以针对腺泡腺癌的内分泌治疗为基本原则。小细胞神经内分泌癌的预后最差，虽然占比不高（所有前列腺病例中占比＜1%)，但其中位生存期仅为8.0～10.5个月，明显低于其他亚型的 NEPC 患者（12 个月，$P = 0.048$)[11]。具有 Paneth 细胞样改变的神经内分泌分化前列腺癌患者预后通常较好。因此对于 NEPC 患者，早期诊断和及时处理就显得尤为重要。该名患者前列腺穿刺病理诊断属于小细胞神经内分泌癌，经上述多西他赛＋卡铂化疗联合 PD-1 抑制剂免疫治疗方案的治疗后，患者前列腺原发肿瘤病灶明显缩小，肺部转移灶亦明显减少，未有明确新发转移灶出现，提示治疗方案有效。另外，患者排尿症状经治疗后显著改善，生活质量显著提高。遗憾的是，目前我们对 NEPC 仍然缺乏有效的治疗方法。

三、专家点评

该例患者为典型的初诊低 PSA 局部肿瘤进展严重的前列腺癌，经过系统诊断确诊为前列腺小细胞神经内分泌癌。通过病理学及基因检测等技术的综合判断，给予患者制订了个体化的治疗方案。目前针对于前列腺小细胞神经内分泌癌的治疗尚未有统一的治疗方案，同时 NEPC 作为前列腺癌疾病阶段中极具侵袭性的疾病状态，其诊断目前亦缺乏统一客观的标准，并且不同组织病理类型的 NEPC 对临床治疗方案的制订、患者预后预测等价值差异较大，目前暂无针对 NEPC 的标准治疗，NCCN 指南仅以 2 类证据推荐以铂类方案化疗为主，但疗效和持续时间却不尽如人意，希望针对 NEPC 分子信号通路的深入研究，找到更为有效的分子治疗靶点。

（病例提供：郭长城　上海市第十人民医院）

（点评专家：邢念增　中国医学科学院肿瘤医院）

参考文献

[1]Shi M，Wang Y，Lin D，et al.Patient-derived xenograft models of neuroendocrine prostate cancer[J].Cancer Lett，2022，525：160-169.

[2]Ge R，Wang Z，Montironi R，et al.Epigenetic modulations and lineage plasticity in advanced prostate cancer[J].Ann Oncol，2020，31（4）：470-479.

[3]Wang HT，Yao YH，Li BG，et al.Neuroendocrine prostate cancer（NEPC）progressing from conventional prostatic adenocarcinoma：factors associated with time to development of NEPC and survival from NEPC diagnosis-a systematic review and pooled analysis[J].J Clin Oncol，2014，32（30）：3383-3390.

[4]McCluggage WG.Immunohistochemistry as a diagnostic aid in cervical pathology[J].Pathology，2007，39（1）：97-111.

[5]Epstein JI，Amin MB，Beltran H，et al.Proposed morphologic classification of prostate cancer with neuroendocrine differentiation[J].Am J Surg Pathol，2014，38（6）：756-767.

[6]Terry S，Beltran H.The many faces of neuroendocrine differentiation in prostate cancer progression[J].Front Oncol，2014，4：60.

[7]Aggarwal R，Zhang T，Small EJ，et al.Neuroendocrine prostate cancer：subtypes，biology，and clinical outcomes[J].J Natl Compr Canc Netw，2014，12（5）：719-726.

[8]Aggarwal R，Huang J，Alumkal JJ，et al.Clinical and genomic characterization of treatment-emergent small-cell neuroendocrine prostate cancer：a multi-institutional prospective study[J].J Clin Oncol，2018，36（24）：2492-2503.

[9]Isaacsson Velho P，Antonarakis ES.PD-1/PD-L1 pathway inhibitors in advanced prostate cancer[J].Expert Rev Clin Pharmacol，2018，11（5）：475-486.

[10]Ku SY，Rosario S，Wang Y，et al.Rb1 and Trp53 cooperate to suppress prostate cancer lineage plasticity，metastasis，and antiandrogen resistance[J].Science，2017，355（6320）：78-83.

[11]Deorah S，Rao MB，Raman R，et al.Survival of patients with small cell carcinoma of the prostate during 1973-2003：a population-based study[J].BJU Int，2012，109（6）：824-830.

病例 18　M$_{1a}$ 前列腺癌根治及盆腔扩大淋巴结清扫

一、病历摘要

（一）病史介绍

患者男性，56 岁，因体检发现 PSA 升高（tPSA 44 ng/mL）1 周，前列腺增强 MRI 扫描示前列腺不均匀强化，穿刺活检确诊前列腺癌。今为进一步诊治遂来我院。平素体检无其他慢性疾病史，无前列腺癌家族史。

（二）体格检查

体重 65 kg，身高 163 cm，BMI 24.5；肛门指检前列腺 II 度增大，质硬，可触及结节，与直肠无粘连，退指无血染。

（三）辅助检查

前列腺增强 MRI：前列腺体积明显增大，高信号的前列腺外周带内出现低信号结节或弥漫性信号减低区，肿瘤侵犯精囊腺。穿刺确诊前列腺癌，Gleason 评分 4＋4＝8 分，10（＋）/12。胸腹部 CT、全身骨扫描未见明显骨转移和内脏转移（病例 18 图 1）。

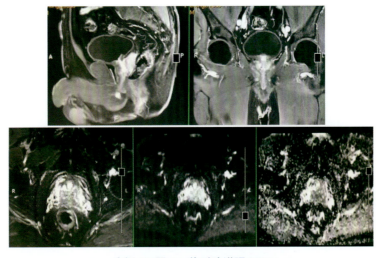

病例 18 图 1　前列腺增强 MRI

（四）初步诊断

结合患者上述现病史、体征和实验室检查，临床诊断考虑为转移性激素敏感性前列腺癌，临床分期 $cT_{3b}N_xM_0$。

（五）治疗经过

1. 初始治疗方案　根治性前列腺癌切除＋超扩大淋巴结清扫术，术后病理示：前列腺癌，Gleason 评分 3 ＋ 5 ＝ 8 分；累及前列腺左右两叶，肿瘤占前列腺 70%；一处局部烧灼切缘（+），双侧精囊腺（+），脉管癌栓（+）；淋巴结：右侧闭孔 2/5，髂内 0/1，髂外 0/2，髂总下腔静脉旁 3/3；左侧闭孔 0/5，髂内 3/3，髂外 1/3，髂总下腔静脉旁 3/4；骶前 5/5；一共清扫 31 枚淋巴结，发现 17 枚转移淋巴结（17+/31），病理分期：$pT_{3b}N_1 M_{1a}R_1$。

2. 基因检测结果　前列腺癌组织融合基因 ERG：阳性（362+/400）。前列腺癌组织进行二代测序基因检测：*NCOR1* 和 *TP53* 出现 1.3% 和 20.10% 的体细胞突变。

3. 基因检测指导治疗方案的调整　根据基因检测结果，手术后的治疗方案调整为：在内分泌治疗的基础上联合多西他赛和顺铂化疗。第一次化疗（2018 年 3 月），

此后总计完成 6 周期化疗；tPSA 0.567 ng/mL（2018 年 4 月）；tPSA 0.181 ng/mL（2018 年 5 月）；tPSA 0.049 ng/mL（2018 年 6 月）；tPSA 0.022 ng/mL（2018 年 6 月）；tPSA 0.012 ng/mL（2018 年 8 月）；tPSA 0.007 ng/mL（2018 年 9 月）；停比卡鲁胺。2019 年 3 月 14 日，睾酮 < 0.45 nmol/L，tPSA < 0.003 ng/mL（2019 年 3 月）。具体见病例 18 图 2。骨扫描、盆腔 MRI 阴性（2019 年 3 月）。

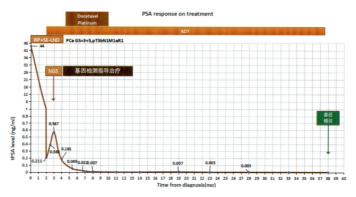

病例 18 图 2　患者 PSA 变化与治疗曲线

二、病例讨论

1. 超扩大淋巴结清扫的价值　尽管影像学检查没有发现明确的转移淋巴结，但根据本例患者术前资料，采用欧洲泌尿外科学会指南推荐的 Briganti 量表计算出的淋巴结转移风险为 90%，合并腹膜后淋巴结转移的风险很高 [1]，所以初始治疗中进行了根治性前列腺切除＋超扩大淋巴结清扫。超扩大淋巴结清扫的价值得以体现，一方面明确了淋巴结转移的病理分期为 $pN_1 M_{1a}$；另一方面也证实了本例患者为多发的淋巴结转移（清扫的 31 枚淋巴结中有 17 枚是转移淋巴结）。因此，超扩大淋巴结清扫以外科学技术切除转移淋巴结，肿瘤学上实现最大限度的减瘤 [2]，这是外科医生依靠手术技术及耐心能给患者最大的帮助。

2. 一线内分泌治疗（ADT）效果差　对于淋巴结转移的前列腺癌，各大指南均建议持续使用系统性治疗（内分泌治疗，包括药物去势、抗雄激素治疗及阿比特龙治疗）[3]。本例患者术后 2 周进行即刻内分泌治疗（戈舍瑞林去势治疗＋比卡鲁胺抗雄激素治疗），但患者的睾酮并未明显下降并达到去势状态。术后 2 个月，患者的 tPSA 下降至 0.211 ng/mL；此后尽管仍在进行联合药物去势＋药物抗雄激素的内分泌治疗，患者的 tPSA 开始反弹。术后 2.5 个月时，tPSA 反弹至 0.386 ng/mL，而患者的睾酮水平仍高达 21.73 nmol/L。这表明，虽然有同时使用抗雄激素治疗，对于一线的内分泌治疗，患者反应差，疗效欠佳；也提示患者肿瘤恶性程度高，预后差 [4]。

3. 基因检测指导方案调整　基因检测结果提示患者前列腺癌组织融合基因 ERG 阳性（FISH 显示 400 个癌细胞中有 362 个癌细胞 ERG 阳性），二代测序显示抑癌基因 *TP53* 突变及 *NCOR1* 突变。

经基因检测，结合患者临床信息，经 MDT 讨论后遂在内分泌治疗的基础上，再联合多西他赛＋顺铂化疗 6 周期 [5]。经综合治疗后，患者 tPSA 持续下降。术后 8 个月随访，患者 tPSA 0.007 ng/mL，影像学检查未见肿瘤复发，肿瘤控制满意。后续继续单纯药物去势治疗。术后 19 个月随访，tPSA 0.007 ng/mL，睾酮 0.20 nmol/L，胸部 CT、全身骨扫描及盆腔 MRI 影像学检查未见肿瘤复发。

4. 前列腺癌手术后辅助化疗的价值　尽管一些 RCT 研究对于低容量负荷的转移性前列腺癌的多西他赛化疗（联合 ADT 治疗）并未显示 OS 显著获益[6]，也有前列腺癌根治术后单纯辅助多西他赛化疗并未延长生化复发时间的报道（无内分泌治疗），但是这样的研究中纳入的往往是病情更轻的患者。另外，统计学的规律是否适合具体的临床病例，这仍需要深思熟虑，这是泌尿外科医生面临的真正挑战。

本例患者的治疗综合了 RCT 研究及诊疗指南的建议。在出现一些"意料之外"的情况时，我们更需要结合病例的个体化的临床及病理特征。在精准医学模式下，基于基因检测的信息及 MDT 的诊疗模式对于治疗方案的调整发挥了重要的作用。肿瘤的控制也显示了调整方案后的疗效。

三、专家点评

目前对于前列腺癌淋巴结清扫问题仍有争议，但最新指南指出对于高危需进行超扩大淋巴结清扫，此病例无疑是最好的一个实例。随着 PSMA PET-CT 的发展对于此类患者术前 PSMA 检测仍有其必要性，如何根据 PSMA 结果决定清扫淋巴结的范围，需要后续进一步研究。

（病例提供：于　洋　上海市第十人民医院）

（点评专家：许云飞　姚旭东　上海市第十人民医院）

参考文献

[1]Gandaglia G，Martini A，Ploussard G，et al.External validation of the 2019 briganti nomogram for the identification of prostate cancer patients who should be considered for an extended pelvic lymph node dissection[J].Eur Urol，2020，78（2）：138-142.

[2]Meijer HJ，Debats OA，Kunze-Busch M，et al.Magnetic resonance lymphography-guided selective high-dose lymph node irradiation in prostate cancer[J].Int J Radiat Oncol Biol Phys，2012，82（1）：175-183.

[3]Cornford P，Bellmunt J，Bolla M，et al.EAU-ESTRO-SIOG guidelines on prostate cancer.Part Ⅱ：treatment of relapsing，metastatic，and castration-resistant prostate cancer[J].Eur Urol，2017，71（4）：630-642.

[4]Cheng Q，Butler W，Zhou Y，et al.Pre-existing castration-resistant prostate cancer-like cells in primary prostate cancer promote resistance to hormonal therapy[J].Eur Urol，2022，81（5）：446-455.

[5]Hager S，Ackermann CJ，Joerger M，et al.Anti-tumour activity of platinum compounds in advanced prostate cancer-a systematic literature review[J].Ann Oncol，2016，27（6）：975-984.

[6]Boevé LMS，Hulshof M，Vis AN，et al.Effect on survival of androgen deprivation therapy alone compared to androgen deprivation therapy combined with concurrent radiation therapy to the prostate in patients with primary bone metastatic prostate cancer in a prospective randomised clinical trial：data from the HORRAD Trial[J].Eur Urol，2019，75（3）：410-418.

病例 19　去势抵抗性前列腺癌 PAPR 抑制剂治疗

一、病历摘要

（一）病史介绍

患者男性，82 岁，因"体检发现 PSA 升高（tPSA 100 ng/mL）1 周，伴排尿不畅、淋漓不尽感多个月"来入院。列腺增强 MRI 扫描（2015 年 3 月）示前列腺不均匀强化，穿刺诊断前列腺癌（2015 年 3 月）。患者既往体健，无糖尿病和高血压病史。其弟有前列腺癌病史。

（二）体格检查

体重 72 kg，身高 168 cm，BMI 25.5；肛门指检示前列腺Ⅲ度增大，质硬，直肠黏膜表面不光滑、可触及结节，无触痛。ECOG 评分 0 分。

（三）辅助检查

入院后完善血尿常规、肝肾功能等检查基本正常。实验室检查示 tPSA 100 ng/mL。

下腹部 MRI 示：前列腺增生伴钙化，大小约 48 mm×38 mm×44 mm，形态不规则，膀胱颈部侵犯、精囊侵犯、盆腔淋巴结转移，伴多发结节状异常信号灶，大小约 27 mm×22 mm，突出于左侧外围叶区，其内信号不均匀（病例 19 图 1）。全身骨扫描：第 4 腰椎，右侧髂骨异常放射性浓聚，转移可能。穿刺诊断前列腺癌，Gleason 评分 4 ＋ 4 ＝ 8 分，10（＋）/10。胸部 CT 及腹部超声：未见肺转移和肝转移。

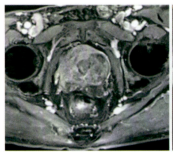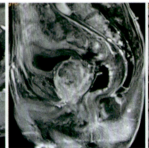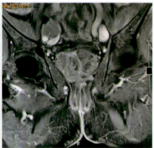

病例 19 图 1　前列腺增强 MRI

（四）初步诊断

结合患者上述现病史、体征和实验室检查，临床诊断考虑为转移性激素敏感性前列腺癌，临床分期 $cT_4N_1M_{1b}$。

（五）治疗经过

1. 初始治疗方案　内分泌治疗（2015 年 4 月）：亮丙瑞林＋比卡鲁胺，tPSA 明显下降，最低降至 0.2 ng/mL。2017 年 7 月发现 tPSA 升高，tPSA 1.27 ng/mL；患者未进行方案调整（病例 19 图 2）。

2. 进展至 mCRPC 的治疗　2018 年 6 月 tPSA 11.57 ng/mL，睾酮 0.09 nmol/L，开始阿比特龙治疗。2019 年 5 月 tPSA 142.3 ng/mL，睾酮 0.09 nmol/L，开始多西他赛化疗。多西他赛 10 周期后 tPSA 268 ng/mL（病例 19 图 2）。

3. NGS 基因检测及精准治疗　确诊行内分泌治疗 3 年 2 个月，该患者进入 mCRPC 阶段，其中历经阿比特龙、多西他赛多线治疗后，PSA 仍然持续升高，由 170 ng/mL 升至 268 ng/mL，由于该患者具有前列腺癌家族史，经过 MDT 讨论后，决定对其进行第二代测序，检测样本为血液，检测到 *PALB2*（0.62%）、PC（3.5%）、*FOXA1*（0.98%）和 NCOR2（0.82%）的体细胞突变及 *CHEK2*（杂合）的胚系突变。未检出基因重排 / 融合和拷贝数变异。

患者接受了阿比特龙＋奥拉帕利治疗（2019 年 12 月），PSA 连续 5 个月持续下降，最低点为 59.7 ng/mL。在之后进行奥拉帕利单药治疗 6 个月，效果不明显，PSA 又上升至 206 ng/mL，在进行二次基因检测后，继续使用阿比特龙联合奥拉帕利 PSA 又有显著降低，低至 77.5 ng/mL（2021 年 10 月），使用奥拉帕利 22 个月后，病情再次进展，更换为恩扎卢胺治疗，效果欠佳，患者于 2021 年 11 月死亡。

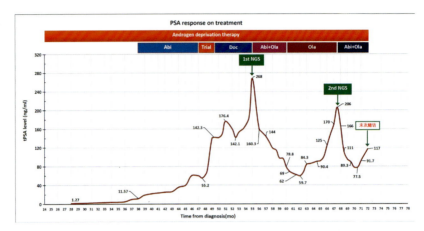

病例 19 图 2　患者 PSA 变化与治疗曲线

二、病例讨论

该患者为转移性激素敏感性寡转移前列腺癌，在予以多线治疗（亮丙瑞林、阿比特龙和多西他赛）失败后，患者 PSA 下降不明显，很快对阿比特龙出现耐药，进入 mCRPC 阶段[1]。我们分析，本例患者可能存在对阿比特龙治疗的原发性耐药。因此，在经我院前列腺癌多学科诊疗团队会诊讨论后，予以患者多西他赛化疗。患者进行 10 个周期的多西他赛化疗后，出现了耐药。

该患者基因检测的时机是：经多线治疗失败后的 mCRPC 阶段。根据基因检测，发现患者存在 *APC*、*PLB2* 基因突变，仍还有潜在有效的治疗方案可以使用。*APC* 为一种抑癌基因，其作用是降解 WNT 通路中 β-catanin 蛋白，使其无法激活下游的信号通路。当 *APC* 发生了突变，其降解 β-catanin 蛋白作用消失，WNT 信号通路被异常激活，继而产生恶性进展[2]。已有研究称 WNT 通路的激活与阿比特龙和恩杂鲁胺效果较差有关[3]。PLB2 为 DNA 损伤通路中同源重组修复基因，其作用是连接 BRCA1 蛋白与 BRCA2 蛋白发挥 DNA 损伤的作用[4]。TOPARP-A 报道称当发生 PLB2 突变时，使用 PARP 抑制剂治疗的应答率达到 88%[5]。

综上所述，基因检测报告提示该患者可能对 PARP 抑制剂具有潜在的疗效；其次，有研究发现：mCRPC 的 AR 通路抑制剂＋PARP 抑制剂联合使用达到更好的临床疗效，其作用机制可能是 AR 通路的抑制可以促进 PARP 介导的 DNA 损伤作用

[6]，然而 PARP1 调控 AR 介导的转录组激活，因此 AR 抑制剂和 PARP 抑制之间具有协同作用 [5]，起到更好的效果。

Pritchard 等人的研究显示转移性前列腺癌患者中约 11.8% 的患者存在 DNA 修复基因的胚系突变 [7]。虽然 DNA 修复基因的突变与肿瘤更强的侵袭性及不良预后有关，但既往研究表明携带 DNA 修复基因突变提示对 PARP 抑制剂和铂类化疗敏感 [8]。这些研究为 DNA 修复基因突变患者人群开拓了新的治疗策略，提供了新的治疗选择。综合考虑联合治疗带来的药物不良反应和可能的生存获益，PARP 抑制剂联合阿比特龙治疗或许是更优的选择，但须严密管理可能出现的不良反应 [9]。

既往针对 DNA 修复基因突变患者标准治疗获益的研究结论仍然存在争议 [10]，对于 DNA 修复基因突变患者，去势抵抗阶段一线使用阿比特龙联合奥拉帕利带来的生存获益是否显著优于奥拉帕利单药或联合其他药物治疗仍然需要在更多随机对照研究中证实。

三、专家点评

前列腺癌的治疗逐渐向精准化发展，因此基因检测在 mCRPC 阶段也是各大指南均推荐的。针对此患者存在 *APC*、*PLB2* 基因突变，虽无 BRCA 基因突变，但最终证明阿比特龙＋奥拉帕利有效，也侧面证明 PROpel 临床试验的临床结果。

（病例提供：郭长城　上海市第十人民医院）

（点评专家：杨　斌　上海市第十人民医院）

参考文献

[1]Yanagisawa T，Rajwa P，Thibault C，et al.Androgen receptor signaling inhibitors in addition to docetaxel with androgen deprivation therapy for metastatic hormone-sensitive prostate cancer：a systematic review and meta-analysis[J].Eur Urol，2022，82（6）：584-598.

[2]Turco F，Armstrong A，Attard G，et al.What experts think about prostate cancer management during the COVID-19 pandemic：report from the advanced prostate cancer consensus conference 2021[J].Eur Urol，2022，82（1）：6-11.

[3]Isaacsson Velho P，Fu W，Wang H，et al.Wnt-pathway activating mutations are associated with resistance to first-line abiraterone and enzalutamide in castration-resistant prostate cancer[J].Eur Urol，2020，77（1）：14-21.

[4]Hull C，Dekeryte R，Koss DJ，et al.Knock-in of mutated hTAU causes insulin resistance，inflammation and proteostasis disturbance in a mouse model of frontotemporal dementia[J].Mol Neurobiol，2020，57（1）：539-550.

[5]Mateo J，Carreira S，Sandhu S，et al.DNA-Repair defects and olaparib in metastatic prostate cancer[J].N Engl J Med，2015，373（18）：1697-1708.

[6]Dong B，Fan L，Yang B，et al.Use of circulating tumor DNA for the clinical management of metastatic castration-resistant prostate cancer：a multicenter，real-world study[J].J Natl Compr Canc Netw，2021，19（8）：905-914.

[7]Pritchard CC，Mateo J，Walsh MF，et al.Inherited DNA-Repair gene mutations in men with metastatic prostate cancer[J].N Engl J Med，2016，375（5）：443-453.

[8]Pomerantz MM，Spisák S，Jia L，et al.The association between germline BRCA2 variants and sensitivity to platinum-based chemotherapy among men with metastatic prostate cancer[J].Cancer，2017，123（18）：3532-3539.

[9]Fizazi K，Piulats JM，Reaume MN，et al.Rucaparib or physician's choice in metastatic prostate cancer[J].N Engl J Med，2023，388（8）：719-732.

[10]Wei Y，Wu J，Gu W，et al.Germline DNA repair gene mutation landscape in Chinese prostate cancer patients[J].Eur Urol，2019，76（3）：280-283.

第三部分

肾脏肿瘤

病例 20　转移性肾癌的综合治疗

一、病历摘要

（一）病史介绍

一般资料：患者男性，45 岁，因"咳嗽、咳痰，痰中带血 1 个月余"入院。

现病史：患者于 1 个月前无明显诱因反复出现咳嗽、咳痰，痰中带血，咳痰量中等，铁锈色，黏性，伴轻微胸闷气促，无胸痛，无发热寒战、皮肤巩膜黄染、腹泻黑便等不适。遂于当地医院就诊，查胸部 CT（2019 年 8 月）示两肺多发结节及左肺门增大，建议进一步检查。患者后于肺病专科医院进一步检查支气管镜活检（2019 年 8 月）病理示（左上叶舌段）见异形细胞结合酶标，肾癌肺转移可能；PET-CT 示右肾 MT 伴右肾门淋巴结及双肺转移可能大，左肺原发灶待排。今为进一步诊治遂来我院。

既往史：患者既往体健，无慢性病史，母亲有输尿管尿路上皮癌病史。

（二）体格检查

体重 81 kg，身高 178 cm，BMI 25.6。腹平软，全腹无明显压痛、反跳痛及肌紧张；右肾区叩击痛（+），左肾区叩击痛（-），双侧输尿管走行区无压痛，墨菲征（-），移动性浊音（-）。ECOG 评分 0 分，功能状态评分（karnofsky performance status，KPS）100 分。

（三）辅助检查

1. 常规检查　血红蛋白 107 g/L（正常值 135 ～ 175 g/L），血清钙 2.35 mmol/L（正常值 2.1 ～ 2.6 mmol/L），中性粒细胞计数 9.03×10^9/L［正常值（2 ～ 7）$\times 10^9$/L］，血小板计数 473×10^9/L［正常值（100 ～ 300）$\times 10^9$/L］，癌胚抗原、甲胎蛋白、糖类抗原 125、糖类抗原 19-9 等均在正常范围。肝肾功能、凝血功能等基本正常。

2. 影像学检查　上腹部 MRI 增强（2019 年 9 月）示：①右肾上极可见一大小约 11.2 cm×9.6 cm×9.2 cm 不规则异常信号占位，病灶向肾周轮廓外突出，浸出肾包膜，病灶 T_1 呈等信号，内有斑片状低信号；T_2 为高信号，内有斑片状更高信号；增强后实性成分明显强化，右肾门可见直径约 1.1 cm 淋巴结；②双肾多发囊肿；③两肺多发结节，转移瘤（病例 20 图 1）。双肺增强 CT（2019 年 9 月）示：左肺上叶舌段肿块，考虑恶性肿瘤，伴双肺多发转移，左肺门淋巴结转移（病例 20 图 2）。PET-CT（2019 年 9 月）示：①右肾 MT 伴右肾门淋巴结及双肺转移可能；②双侧胸腔少量积液；③胆囊结石，双肾囊肿（病例 20 图 3）。

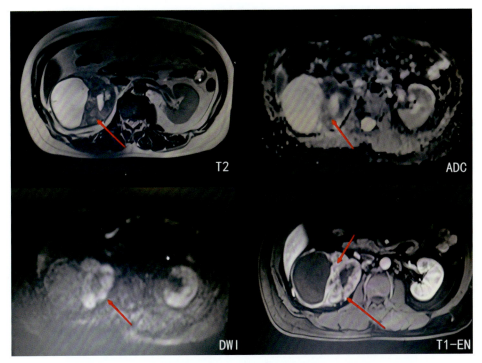

病例 20 图 1　上腹部 MRI 增强

右肾上极可见一大小约 11.2 cm×9.6 cm×9.2 cm 不规则异常信号占位，病灶向肾周轮廓外突出，浸出肾包膜，病灶 T₁ 呈等信号，内有斑片状低信号；T₂ 为高信号，内有斑片状更高信号；增强后实性成分明显强化。

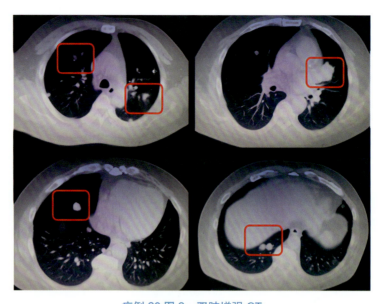

病例 20 图 2　双肺增强 CT

CT 示左肺上叶舌段肿块，考虑恶性肿瘤，伴双肺多发转移，左肺门淋巴结转移。

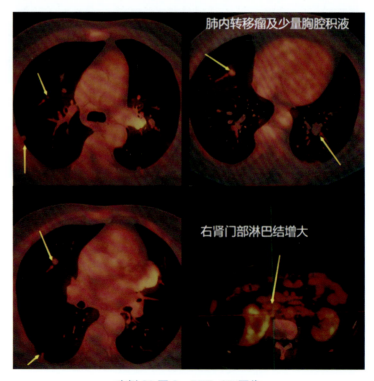

病例 20 图 3　PET-CT 图像

①右肾 MT 伴右肾门淋巴结及双肺转移可能；②双侧胸腔少量积液；③胆囊结石，双肾囊肿。

（四）初步诊断

结合患者上述病史、体征、实验室检查和影像学检查，临床诊断考虑 $cT_{2b\sim3a}N_{0\sim1}M_1$ 期肾透明细胞癌（clear cell RCC，ccRCC）。

（五）治疗经过

经过 MDT 讨论，患者目前临床诊断为转移性肾癌，参考 2019 版 EAU 及 NCCN 肾癌诊疗指南，结合患者自身情况，决定行减瘤性右肾切除术，根据术后病理制订下一步诊疗方案。完善相关检查后，遂于 2019 年 9 月 10 日在全身麻醉下行减瘤性右肾切除术，术后病理示右肾透明细胞性肾细胞癌，ISUP 分级 4 级，脉管内可见癌栓。肾盂黏膜、输尿管切缘均未见癌累及。肾门脂肪、肾周血管均未见癌累及。免疫组化：Pax-8（+），Ki-67（部分 40%+），vim（+），caix（+），p53（-）。淋巴结病理示：右侧肾门一共清扫 9 枚淋巴结，未发现转移淋巴结（0/9）；右肾上腺未见癌累及（病理分期：$pT_{2a}N_0M_1$ 期肾透明细胞癌）。

术后予以培唑帕尼（800 mg、1 次/日）靶向治疗。2020 年 3 月复查双肺 CT 示：肺等转移病灶较 2019 年 9 月明显缩小（病例 20 图 4），给予培唑帕尼 1 个月后出现手足综合征（2 级），表现为手足皮肤局部肿胀、红斑、皲裂、硬结伴疼痛，予以尿素霜对症支持治疗后好转（病例 20 图 5）。

2020 年 4 月患者出现腰痛及痰中带血，于我院复查上腹部增强 MRI 示：L_3 右侧横突骨质破坏伴周围软组织肿块，考虑肿瘤转移（病例 20 图 6）。2020 年 4 月 PET-CT 术区未见明显复发征象；但 L_3 右侧横突新发转移；两肺转移较前明显缩小（病例 20 图 7）。经过 MDT 讨论，大家认为右侧横突出现新发转移病灶，考虑培唑帕尼可能耐药，同时基因检测结果示存在 *BAP1* 和 *TP53* 突变（病例 20 图 8）。基于上述检查结果，全身治疗改用阿昔替尼 5 mg、2 次/日口服、联合特瑞普利单抗 240 mg 每 3 周一次静脉滴注，局部右侧 L_3 横突附件及周围软组织转移病灶予以放疗（2020 年 5 月）。患者肺部及 L_3 右侧横突骨质破坏伴周围软组织肿块明显缩小，2022 年 7 月临床定期随访，患者出现左髋骨病理性骨折，遂服用安罗替尼持续至今。

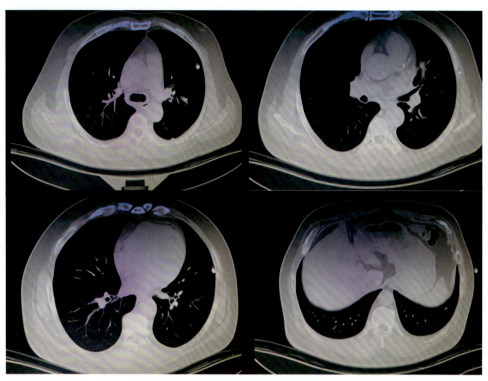

病例 20 图 4　CT 检查见多发转移病灶较 2019 年 9 月明显缩小

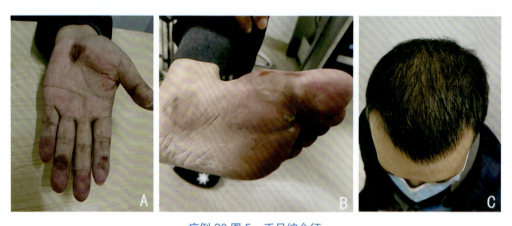

病例 20 图 5　手足综合征

A. 手掌及手指皮肤破损；B. 脚掌皮肤破损、皲裂；C. 脱发及皮疹。

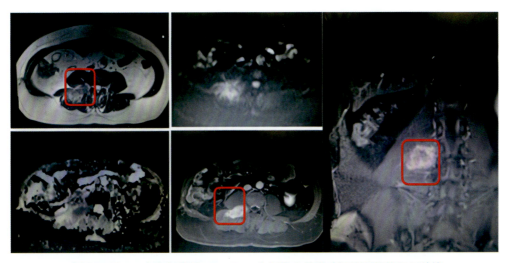

病例 20 图 6　上腹部增强 MRI 示 L_3 右侧横突骨质破坏伴周围软组织肿块

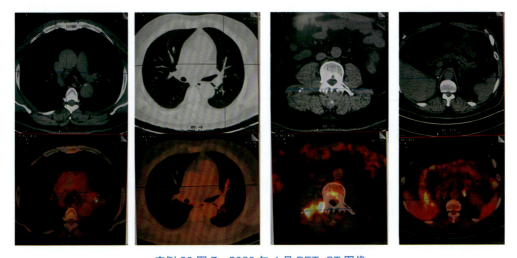

病例 20 图 7　2020 年 4 月 PET-CT 图像

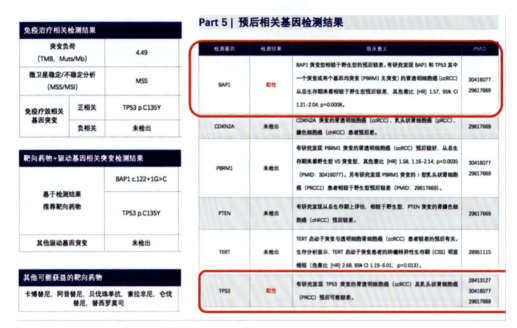

病例 20 图 8　基因检测结果

二、病例讨论

1. 该患者初诊时胸部 CT 示两肺多发结节及左肺门增大；PET–CT 示右肾 MT 伴右肾门淋巴结及双肺转移可能，同时支气管镜活检病理示（左上叶舌段）见异形细胞结合酶标，提示肾癌肺转移可能，临床考虑 $cT_{2b \sim 3a} N_{0 \sim 1} M_1$。那么对于晚期肾癌来说，是否需要外科减瘤手术，减瘤手术指征是什么？

减瘤性肾切除在晚期肾癌治疗中存在争议，Carmena 研究为前瞻性多中心随机对照III期非劣效临床研究，对比单药舒尼替尼治疗与减瘤性肾切除后舒尼替尼序贯治疗的随机对照研究，结果发现舒尼替尼治疗晚期肾癌的疗效不劣于接受减瘤术的患者，生存时间 13.9 个月 VS 18.4 个月；次要研究终点为客观有效率，同样得到类似结果：7.2 个月 VS 8.3 个月[1–2]。但 Carmena 研究的设计存在以下几个问题，首先研究入组时间跨度超过 8 年，各中心患者入组数存在巨大差异；其次入组患者中43% 的患者是 MSKCC 评分高危组，而既往多项回顾性研究均发现对该组患者不适合行减瘤性肾切除术。因此，总体上患者还是能从减瘤性肾切除手术中获益，同时在减瘤手术的同时可以进一步获得病理组织，明确肿瘤病理信息，指导下一步靶向药物、免疫治疗方案。综上，转移性肾癌患者减瘤手术的关键是合适人群选择和手术时机。

2．该病例为 T_4 期肿瘤，选择减瘤性外科手术，手术的难点在哪里？手术风险及可能的并发症是什么？

该例患者手术难点体现在术中组织解剖不清晰，大血管被肿瘤组织包绕，切口暴露不充分，存在手术视野盲区。本例手术的风险存在大出血导致失血性休克；十二指肠损伤，如肠瘘、腹腔深部感染、营养缺乏等[3]。

3．该患者腹部 增强MRI示 L_3 右侧横突骨质破坏伴周围软组织肿块，考虑转移，经过靶向联合免疫和局部放疗后，腰椎转移病灶得到了有效控制。从该病例如何看待晚期肾癌患者中放疗的地位？

既往研究认为肾癌是对放射治疗不敏感的肿瘤之一，但最新研究发现定向消融体部放疗（stereotactic ablative body radiotherapy，SABR），即精准定位的放疗技术，将根治性的放射剂量聚焦到肿瘤部位，从而起到根治肿瘤的目标[4]。肾癌对于放疗的低敏感性主要是因为传统放疗的剂量较低，而 SBRT 的高剂量可以迅速诱导肿瘤细胞的快速凋亡。免疫检查点抑制剂联合 SBRT 治疗在转移性肾癌患者中显示出可接受的安全性和可观的抗肿瘤活性，值得进一步研究[5]。

4．基因检测结果提示存在 *BAP1* 和 *TP53* 突变，*BAP1* 突变型相较于野生型的预后较差。有研究发现 *BAP1* 和 *TP53* 其中一个突变或两个基因均突变（*PBRM1* 无突变）的肾透明细胞癌从总生存期来看相较于野生型预后较差。那么基因检测在肾癌诊疗中的临床意义？

晚期转移性肾癌目前的疗效仍不尽如人意，目前 5 年生存率约为 12.1%。随着基因工程技术和分子生物学的发展，各种靶向药物层出不穷，为晚期肾癌治疗带来了多项突破性进展[6]。例如，在肾癌治疗中索拉非尼是针对 CRAF 和野生型及 *V600E* 突变的 *BRAF* 的有效抑制剂；针对 *PDGFRA* 表达、*CKIT* 基因突变、*PDGFRB* 表达的肾癌，舒尼替尼可以通过阻断血管内皮生长因子受体 –1（vascular endothelial growth factor receptor 1，VEGFR1）、血管内皮生长因子受体 –2（vascular endothelial growth factor receptor 2，VEGFR2）和血小板衍生生长因子受体（platelet derived growth factor receptor β，PDGFR–β）来抑制肿瘤血管生成；针对 mTOR 表达的肾癌，依维莫司能够阻断 mTOR 蛋白达到抑制肿瘤生长的目的；针对 VEGFR2 表达的肾癌，阿昔替尼可以作为之前靶向治疗失败的肾癌患者二线选择药物。不同亚型的患者肿瘤分子通路变化不同，预后及对靶向药物治疗的反应均不同，因此对肾癌患者必须行个体化诊断及治疗，基因检测可以为药物选择提供很好的临床参考价值[7]。

5. 患者服用培唑帕尼 1 个月后，手足综合征（2 级）表现为手足皮肤局部肿胀、红斑、皲裂、硬结伴疼痛，予以对症支持治疗后好转。肾癌靶向治疗的不良反应有哪些？

晚期肾癌靶向药物的不良反应有着一定的共性，最常见的全身不良反应有疲劳、乏力；心血管系统不良反应有高血压、Q-T 间期延长、左心室功能障碍等；消化系统不良反应有腹泻、腹痛、味觉改变、便秘、恶心、呕吐等；血液系统不良反应有白细胞、血小板降低，出血，贫血等；皮肤不良反应有手足综合征、黏膜炎、皮疹等。由于不同靶向药物治疗中不同患者不良反应差异巨大，对于复杂不良反应，应由 MDT 讨论决定，由 MDT 提供晚期肾癌治疗的全程管理，有利于改善患者生活质量、提高预后等[8]。

三、专家点评

本例转移性肾癌患者经过减瘤性肾切除术 + 靶向治疗 + 局部转移病灶放疗，疾病得到控制，给我们的提示是：总体上患者还是能从减瘤性肾切除手术中获益，同时在减瘤手术的同时可以进一步获得病理组织，明确肿瘤病理信息，指导下一步基因检测，进而筛选患者个体化靶向药物、免疫治疗方案。

转移性肾癌患者减瘤手术的关键是合适人群选择和时机。立体定向消融体部放疗利用高精度的放疗技术，将根治性的放射剂量聚焦到肿瘤部位，从而起到根治肿瘤目的，对肾癌或转移病灶的控制是非常有效的；不同亚型的患者肿瘤分子通路变化不同，预后及对靶向药物治疗的反应均不同，因此基因检测可为药物选择提供很好的临床参考价值。由于不同靶向药物治疗中不同患者不良反应差异巨大，晚期肾癌患者治疗应实行全程管理，有利于改善患者生活质量、提高患者预后。

（病例提供：顾闻宇　上海市第十人民医院）

（点评专家：姚旭东　上海市第十人民医院）

参考文献

[1]Arora S，Sood A，Dalela D，et al.Cytoreductive nephrectomy：assessing the generalizability of the CARMENA trial to real-world national cancer data base cases[J].Eur Urol，2019，75（2）：352-353.

[2]Dariane C，Timsit MO，Méjean A.Position of cytoreductive nephrectomy in the setting of metastatic renal cell carcinoma patients：does the CARMENA trial lead to a paradigm shift[J]？Bull Cancer，2018，105（3）：S229-S234.

[3]Nazzani S，Zaborra C，Biasoni D，et al.Renal tumor biopsy in patients with $cT_{1b}T_4M_0$ disease susceptible to radical nephrectomy：analysis of safety，accuracy and clinical impact on definitive management[J].Scand J Urol，2022，56（5-6）：367-372.

[4]Siva S，Ali M，Correa RJM，et al.5-year outcomes after stereotactic ablative body radiotherapy for primary renal cell carcinoma：an individual patient data meta-analysis from IROCK（the international radiosurgery consortium of the kidney）[J].Lancet Oncol，2022，23（12）：1508-1516.

[5]Wu M，Liu J，Seery S，et al.Cytoreductive nephrectomy promoted abscopal effect of camrelizumab combined with radiotherapy for metastatic renal cell carcinoma：a case report and review of the literature[J].Front Immunol，2021，12：646085.

[6]Sharma R，Kadife E，Myers M，et al.Determinants of resistance to VEGF-TKI and immune checkpoint inhibitors in metastatic renal cell carcinoma[J].J Exp Clin Cancer Res，2021，40（1）：186.

[7]Fujiwara R，Kageyama S，Yuasa T.Developments in personalized therapy for metastatic renal cell carcinoma[J].Expert Rev Anticancer Ther，2022，22（6）：647-655.

[8]Papadopoulou E，Vardas E，Tziveleka S，et al.Oral side effects in patients with metastatic renal cell carcinoma receiving the antiangiogenic agent pazopanib-report of three cases[J].Dent J（Basel），2022，10（12）：232.

病例 21 囊性肾癌的手术治疗

一、病历摘要

（一）病史介绍

一般资料：患者男性，55 岁，因"体检发现左肾囊实性占位 1 年余"入院。

现病史：患者于 1 年前当地医院体检，B 超示左肾囊实性占位，大小约 3 cm×3 cm，不伴有腰酸、腰痛，无腹胀痛不适，无尿频、尿急、尿痛，无恶心、呕吐、发热寒战、肤黄眼黄、腹泻黑便等不适。患者初期未予重视，1 周前于当地医院复查，B 超示左肾囊实性占位增大，大小约 4.5 cm×4.0 cm。今为进一步诊治转至我院。

既往史：患者既往体健，否认泌尿肿瘤家族史，否认高血压病史，否认化学试剂接触史。

（二）体格检查

体重 80 kg，身高 175 cm，BMI 26.1；腹平软，无明显压痛、反跳痛及肌紧张，左肾区叩击痛可疑（＋），右肾区叩击痛（－），双侧输尿管走行区无压痛，墨菲征（－），移动性浊音（－）。ECOG 评分 0 分，KPS 评分 100 分。

（三）辅助检查

入院后完善实验室检查：血红蛋白 120 g/L（正常值 135 ～ 175 g/L），血清钙 2.15 mmol/L（正常值 2.1 ～ 2.6 mmol/L），中性粒细胞 $8.03×10^9$/L［正常值（2 ～ 7）$×10^9$/L］、血小板 $233×10^9$/L［正常值（100 ～ 300）$×10^9$/L］，癌胚抗原、甲胎蛋白、糖类抗原 125、糖类抗原 19-9 等均在正常范围。肝肾功能、凝血功能等基本正常。

入院后完善影像学检查。①B 超（2021 年 4 月 9 日）示：左肾中下部见一混合回声区，大小 47 mm×45 mm×42 mm，外凸，边界尚清晰，形态尚规则，内部回声不均匀，以无回声为主，内见中等回声附壁结节；②彩色多普勒血流显像（color doppler flow imaging，CDFI）：中等回声内见少量血流信号。考虑左肾囊实性占位（病例 21 图 1）；③双肾增强 CT（2021 年 4 月 10 日）示：左肾下极 4.5 cm 的囊实性病灶，突出于肾轮廓，平扫实性成分，CT值约34 HU，增强后动脉期病灶实性成分明显强化，延迟期强化程度减低，呈现"快进快出"现象，病灶囊性部分未见明显强化，考虑左肾下极囊实性占位，恶性肿瘤可能（病例21图2）；④双肾增强MRI（2021年4月12日）示：左肾下极实质内见一大小约4.8 cm×5.0 cm×4.8 cm的类圆形异常信号占位，突出于肾轮廓，浸出肾包膜，病灶以长T_1、长T_2囊性部分为主，近肾实质部分见约2.6 cm的类椭圆形等T_1、混杂稍长T_2，DWI较高信号，增强后实性结节见明显不均匀强化，考虑左肾下极恶性肿瘤（病例21图3）。

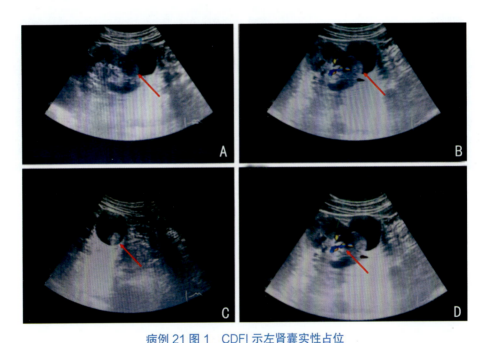

病例21图1　CDFI示左肾囊实性占位

A～C. 箭头示囊性病灶内中等回声附壁结节；D. 箭头示壁结节内有血流信号。

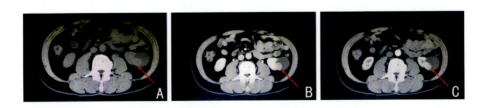

病例21图2　双肾增强CT

A. 平扫；B. 增强；C. 延迟。箭头示囊性病灶内附壁结节，强化呈现"快进快出"的现象。

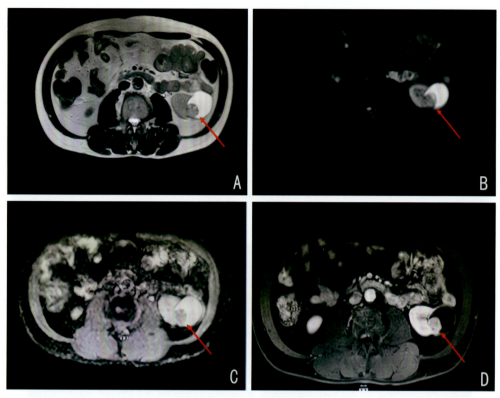

病例 21 图 3　双肾增强 MRI

A. 箭头示囊内附壁结节 T_1 混杂信号；B ～ C. 箭头示囊内附壁结节 DWI 和 ADC 弥散受限；D：
箭头示附壁结节 T_1 增强显著强化。

（四）初步诊断

左肾下极囊性肾癌（Bosniak Ⅳ）。

（五）治疗经过

参考 2020 版 EAU 及 NCCN 肾癌诊疗指南，决定行腹腔镜下左肾部分切除术，根据术后病理制订下一步诊疗计划。完善相关检查后，遂于 2021 年 4 月 14 日在全身麻醉下行腹腔镜下左肾部分切除术，术中顺利，术中肾动脉阻断 22 分钟，术中完整切除左肾下极大小约 5.5 cm×5.0 cm×4.9 cm 囊实性肿物（病例 21 图 4），剖开后内切面见一黄色结节，大小约 2.3 cm×2.2 cm×1.7 cm，质地中等，与周围组织分界尚清楚（病例 21 图 5）。术后病理示左肾透明细胞癌，WHO/ISUP 分级：2 级，肿瘤大小约 2.3 cm×2.2 cm×1.7 cm，肿瘤周围见部分肾组织，切缘未见肿瘤累及

（病例 21 图 6）。患者于术后每三个月来我院泌尿外科随访，截至 2023 年 2 月未见肿瘤局部复发或远处转移。

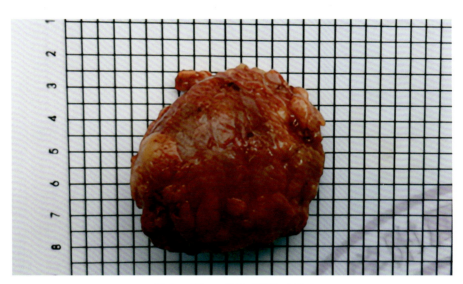

病例 21 图 4　术中完整切除肿瘤

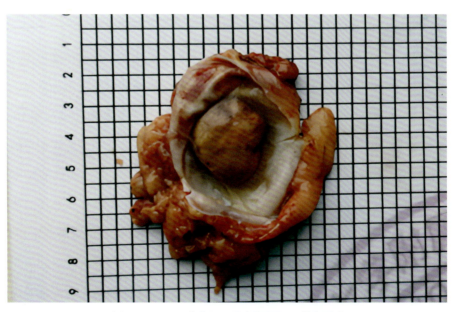

病例 21 图 5　肿瘤剖开后内切面见一黄色结节

结节大小约 2.3 cm×2.2 cm×1.7 cm，质地中等，与周围组织分界尚清楚。

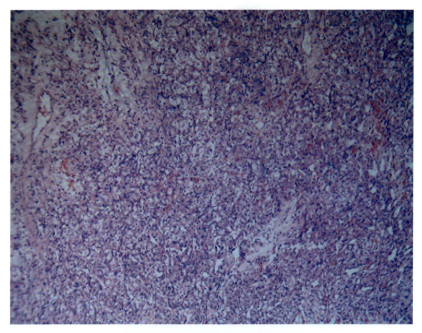

病例 21 图 6　术后病理（HE×100）

二、病例讨论

1. 该患者 1 年前体检 B 超已发现肾囊实性占位，但患者未及时就诊，是否说明 B 超在诊断囊性肾癌中临床意义不显著？

囊性肾癌是肾癌中不常见的癌症类型，以囊性病变为主，同时伴囊内不同程度的实性成分[1]。囊性肾癌是肾腺癌的一种，病理类型以透明细胞癌最为常见，患者通常无特异性临床表现。目前，临床对于肾脏囊性肿块分类标准主要应用 Bosniak 分类标准，这一分类标准起源于 20 世纪 90 年代 Bosniak 结合囊性肾癌和单纯性肾囊肿的 CT 影像学特征表现，其中 I 级囊肿通常为单纯性囊肿，恶性的概率小于 2%；II 级囊肿大多为良性囊肿，恶性的概率小于 14%；II F 级囊肿恶性的概率约为 20%，需要定期随访；III 级囊肿恶性的概率为 30% ～ 60%；IV 级囊肿通常为恶性，恶性概率大于 90%[2]。B 超可以有效显示肿瘤的形态，同时根据病灶中的超声多普勒血流信号可以进一步提升诊断准确度。部分研究发现彩色多普勒对囊性肾癌的准确度为 56.33%。但在非典型病例中，比如复杂肾癌，检测过程中容易误诊。肾脓肿患者影像学同样可表现为肾组织低回声，边界不清晰，囊壁薄厚程度不均匀，内部回声无规律,患者临床表现为高热、寒战等症状。在肾结核患者影像学表现可为圆形病灶,回声较为混杂,临床诊断需要结合患者是否有结核病史。因此,在进行囊性肾癌诊断的过程中 B 超存在诊断准确性欠佳等问题,必须结合其他影像学检查,例如增强 CT 或者增强 MRI 等[3]。

2. 患者诊断为囊性肾癌,那么囊性肾癌与多房囊性肾癌是否是同一类型疾病?

囊性肾癌是一个泛指的临床和影像学概念,指的是影像或手术中发现的具有囊性改变的肾癌,包括肾癌囊性坏死、单纯性囊肿癌变、单房囊性肾癌型和多房囊性肾癌型等。多房囊性肾细胞癌(multilocular cystic renal cell carcinoma,MCRCC)作为一个独立的病理类型[4-5],其特征为数个大小不等、互不相通的囊腔,被不规则、壁厚且覆盖细胞的纤维间隔分隔,具有低分期、低分级、预后良好和可手术治愈的特点,多房囊性肾细胞癌临床称为囊性肾癌。目前多房囊性肾癌的病因不明确,可能与环境或基因易感性有关,缺乏特征性的症状和体征,部分患者可表现为腰背部不适、腹痛或血尿等症状,多数患者在其他疾病检查或体格检查时偶然发现。目前病理诊断如下:肾脏多囊性肿块,边界清楚,肉眼可见少量区域为黄色实质成分,但无明显的附壁结节或者出血坏死。镜下可见由单层立方或扁平的肿瘤上皮细胞覆盖的囊壁和纤维组织构成的间隔,细胞类型以透明细胞为主,分化良好,胞质透明,染色质深染致密,细胞核小而圆,核分级低。免疫组化通常表达角蛋白和上皮膜抗原,不表达 CD68。多房囊性肾癌具有低分级、低分期、手术可治愈和预后良好等临床特点。因此,囊性肾癌与多房囊性肾癌不是同一概念。

3. 患者诊断为左肾下极囊性肾癌(bosniak Ⅳ),参考 2020 版 EAU 及 NCCN 肾癌诊疗指南,决定行腹腔镜下左肾部分切除术,那么囊性肾癌的治疗方式有哪些?

囊性肾癌通常病理分级、分期低,手术治疗效果通常比较满意,预后较好,目前 EAU 及 AUA 指南均推荐行保留肾单位的肾肿瘤切除术(nephron sparing surgery,NSS),手术方式可采用开放手术、腹腔镜手术或机器人辅助手术。同时根据肿瘤分期亦可以行开放或腹腔镜下肿瘤剜除术或肾癌根治术。Corica 等人研究了 24 例囊性肾癌患者采取手术治疗对于预后的影响,患者分别接受了单纯肾切除

（17%）、部分肾切除（12%）、根治性肾切除（46%）、肿瘤剜除术（25%）。所有患者随访资料详细，2 例患者死于其他疾病，22 例患者 5 年内肿瘤无复发[6]。孙颖浩等人分析了 15 例囊性肾癌的临床特点，影像学、病理学特征及治疗预后情况进行回顾性分析。结果发现术前影像学检查提示囊肿相关肾占位性病变 12 例，其中伴钙化 5 例，单纯性囊肿 3 例；术中活检发现癌变 2 例，多房囊性肾癌 1 例。15 例均行根治性肾切除术。13 例获随访，存活时间 3 个月至 8 年，平均 3.2 年。Koga等人对 9 例囊性肾癌患者进行长期随访，平均随访 65 个月，未发现复发及转移征象，其 5 年及 10 年生存率均为 100%[7]。因此，囊性肾癌有独特的临床特点及影像学和病理学特征，对非典型肾囊性病灶应考虑存在囊性肾癌的可能。

三、专家点评

囊性肾癌是以囊性为主的肾恶性肿瘤，是肾癌中不常见的癌症类型。多普勒超声检查可以有效显示肿瘤的形态，同时根据病灶中的超声多普勒血流信号可以进一步提升诊断准确度。但在非典型病例中，比如复杂肾癌，检测过程中容易出现误诊。因此，在进行囊性肾癌诊断的过程中必须结合其他影像学检查，例如增强 CT 或者增强 MRI 等方法[8-9]。囊性肾癌是一个泛指的临床学和影像学概念，指的是影像或手术中发现的具有囊性改变的肾癌，包括肾癌囊性坏死、单纯性囊肿癌变、单房囊性肾癌型和多房囊性肾癌型等。因此，囊性肾癌与多房囊性肾癌不是同一概念。囊性肾癌通常病理分级、分期低，手术治疗效果通常比较满意，预后较好，手术方式可采用开放手术、腹腔镜手术或机器人辅助手术。

（病例提供：张文涛　顾闻宇　上海市第十人民医院）

（点评专家：车建平　上海市第十人民医院）

参考文献

[1]Gray RE，Harris GT.Renal cell carcinoma：diagnosis and management[J].Am Fam Physician，2019，99（3）：179-184.

[2]Silverman SG，Pedrosa I，Ellis JH，et al.Bosniak classification of cystic renal masses，version 2019：an update proposal and needs assessment[J].Radiology，2019，292（2）：475-488.

[3]Montironi R，Mazzucchelli R，Scarpelli M，et al.Update on selected renal cell tumors with clear cell features.With emphasis on multilocular cystic clear cell renal cell carcinoma[J].Histol Histopathol，2013，28（12）：1555-1566.

[4]Palmeiro MM，Niza JL，Loureiro AL，et al.Unusual renal tumour：multilocular cystic renal cell carcinoma[J].BMJ Case Rep，2016，2016：bcr2016214386.

[5]Kuroda N，Ohe C，Mikami S，et al.Multilocular cystic renal cell carcinoma with focus on clinical and pathobiological aspects[J].Histol Histopathol，2012，27（8）：969-974.

[6]Corica FA，Iczkowski KA，Cheng L，et al.Cystic renal cell carcinoma is cured by resection：a study of 24 cases with long-term followup[J].J Urol，1999，161（2）：408-411.

[7] 孙颖浩，许传亮，余永伟 . 囊性肾癌 15 例分析 [J]. 中华泌尿外科杂志，2000，21（7）：407-408.

[8]Wang Y，Niu X，Wang L，et al.Comparison of survival between unilocular cystic and purely solid renal cell carcinoma[J].Sci Rep，2022，12（1）：12865.

[9]Winters BR，Gore JL，Holt SK，et al.Cystic renal cell carcinoma carries an excellent prognosis regardless of tumor size[J].Urol Oncol，2015，33（12）：505，e9-e13..

病例 22　肺多发转移性肾癌的综合治疗

一、病历摘要

（一）病史介绍

一般资料：患者男性，65 岁，因"右侧腰部阵发性疼痛 1 周"入院。

现病史：患者于 1 周前无明显诱因出现右侧腰部阵发性疼痛，呈钝痛，无咳嗽、咳痰、痰中带血，无胸闷气促，无胸痛，无发热寒战、皮肤巩膜黄染、腹泻黑便等不适。遂于我院就诊，查双肾增强 CT 示（2016 年 10 月）：右肾中下部囊实性占位，透明细胞癌？双肾动脉 CTA 示：右肾巨大占位，符合肾癌改变，肿瘤供血动脉为右肾动脉分支，肿瘤血供丰富，请结合临床。肺部增强 CT 示（2016 年 10 月）：①两肺多发结节及肿块，首先考虑多发转移瘤；②两肺低间质性改变，请结合临床；③两肺后胸廓胸膜增厚。

既往史：患者既往体健，无慢性病史，无家族性肿瘤病史。

（二）体格检查

体重 61 kg，身高 169 cm，BMI 21.35；腹平软，全腹无明显压痛、反跳痛及肌紧张，右肾区叩击痛（+），左肾区叩击痛（-），双侧输尿管走行区无压痛，墨菲征（-），移动性浊音（-）。ECOG 评分 0 分，KPS 评分 100 分。

（三）辅助检查

入院后完善实验室检查：血红蛋白 110 g/L（正常值 135 ～ 175 g/L），血清钙 2.25 mmol/L（正常值 2.1 ～ 2.6 mmol/L），中性粒细胞 $7.03×10^9$/L [正常值（2 ～ 7）$×10^9$/L]、血小板 $273×10^9$/L [正常值（100 ～ 300）$×10^9$/L]，癌胚抗原、甲胎蛋白、糖类抗原 125、糖类抗原 19-9 等均在正常范围。肝肾功能、凝血功能等基本正常。

入院后完善影像学检查。①双肾增强 CT 示（2016-11）：右肾中下部囊实性占位（大小约 13 cm×7.3 cm×8.3 cm），透明细胞癌可能变大（病例 22 图 1）；②双肾动脉 CTA：右肾巨大占位，符合肾癌改变，肿瘤供血动脉为右肾动脉分支，肿瘤血供丰富，请结合临床；③肺部增强 CT 示（2016 年 11 月）：两肺多发结节及肿块，首先考虑多发转移瘤；两肺低间质性改变，请结合临床；两肺后胸廓胸膜增厚（病例 22 图 2）。

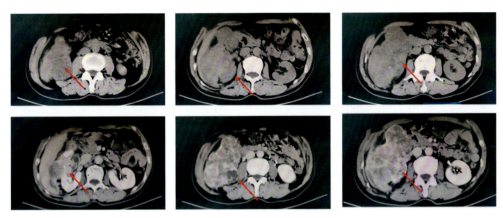

病例 22 图 1 双肾增强 CT

上三张为平扫影像，下三张为增强影像；箭头示右肾中下部囊实性占位，肿瘤血供丰富，增强后强化明显。

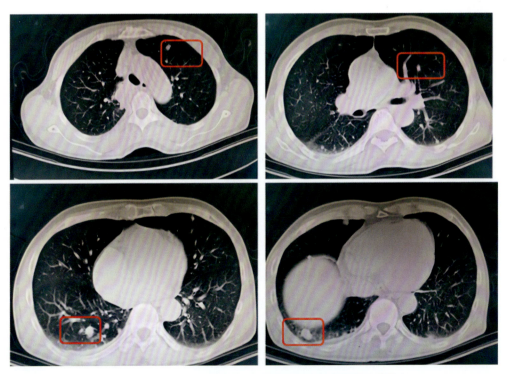

病例 22 图 2 肺部增强 CT（方框示两肺多发结节及肿块）

（四）初步诊断

结合患者上述病史、体征、实验室检查和影像学检查，临床诊断考虑肾癌（$cT_4N_1M_1$）。

（五）治疗经过

经过MDT讨论，专家一致认为目前诊断为转移性肾癌，影像学检查示恶性肿瘤，透明细胞癌可能，并且伴有肾周及后腹膜区域多发淋巴结转移；右肾静脉癌栓形成。遂于2016年10月局部麻醉下行肾穿刺活检，明确病理后制订下一步诊疗方案。穿刺病理示：（右肾肿块穿刺活检3条）纤维组织增生伴慢性炎细胞浸润，局灶见透明样细胞，结合免疫组化及影像学检查，倾向透明细胞性肾细胞癌。参考EAU及NCCN肾癌诊疗指南，决定予以索拉非尼0.4 g、2次/日辅助治疗3个月后再行减瘤性右肾切除术。术后3个月复查双肾增强CT（2017年2月）如病例22图3所示。肺部增强CT（2017年2月）示：①两肺及右上纵隔多发结节及肿块，较前比较肿块缩小，考虑转移瘤；②右肺中叶内侧段、两肺下叶后基底段少许炎症改变；③右侧胸腔少量积液（病例22图4）。

完善相关检查后，遂于2017年2月14日在全身麻醉下行减瘤性右肾切除术，术后病理示：右肾透明细胞性肾细胞癌，ISUP分级2～3级，伴坏死；输尿管残端及肾周脂肪未见癌累及。免疫组化：Pax-8（+），Ki-67（部分34%），vim（+），caix（+），p53（−）。淋巴结病理示：肾门淋巴结为癌结节。术后予以培唑帕尼靶向治疗，服药10个月后患者出现手足综合征（2级），表现为手足皮肤局部肿胀、红斑、皲裂、硬结伴疼痛，予以对症支持治疗后好转。2017年8月复查双肾增强MRI示：①右肾术后右肾窝区、右上腹（结肠肝区外侧旁）及右膈下腹膜区多发结节灶，考虑肝脏转移，肝S6段异常信号病灶，考虑转移；②腹膜后多发淋巴结转移；③扫描两肺、两侧胸膜及纵隔区见多发结节、肿块影，两侧肺少量胸腔积液（病例22图5）。2017年10月PET-CT示：右肾癌根治术；两肺、双侧胸膜区、右上腹（结肠肝区外侧旁）、右膈下腹膜区、盆腔内膀胱后方多发转移瘤（病例22图6）。遂更改治疗方案，予以舒尼替尼50 mg，每日1次口服，服药4周，停药2周（简称

4/2 给药方案)。服舒尼替尼 7 个月后患者出现严重的恶心、呕吐，遂改用卡博替尼 140 mg、每日 1 次用药至今。2021 年 3 月复查肺部 CT 示转移病灶较前明显缩小（病例 22 图 7）。

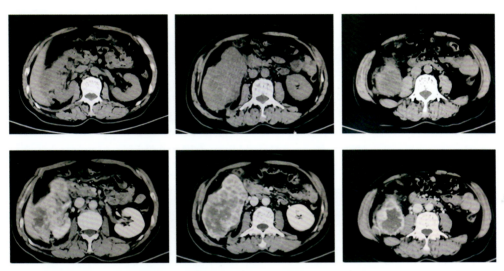

病例 22 图 3　双肾增强 CT（2017 年 2 月，上三张为平扫影像，下三张为增强影像）

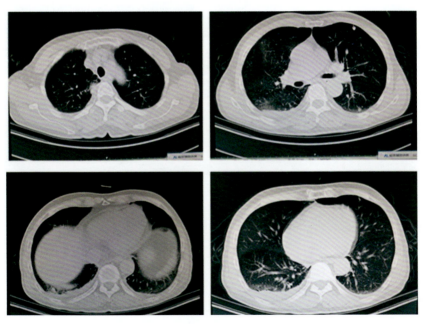

病例 22 图 4　肺部增强 CT（2017 年 2 月）

两肺及右上纵隔多发结节及肿块，较前比较肿块明显缩小。

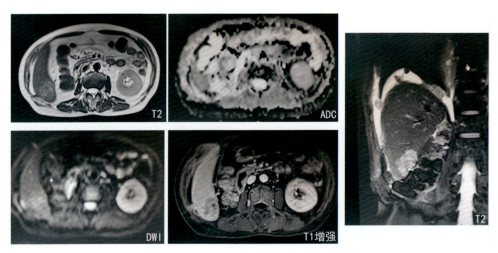

病例 22 图 5　双肾增强 MRI（2017 年 8 月）

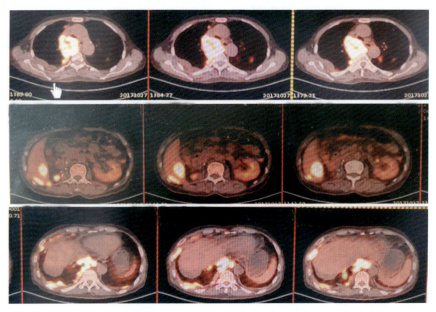

病例 22 图 6　PET-CT（2017 年 10 月）

两肺、双侧胸膜区、右上腹（结肠肝区外侧旁）、右膈下腹膜区、盆腔内膀胱后方多发转移瘤。

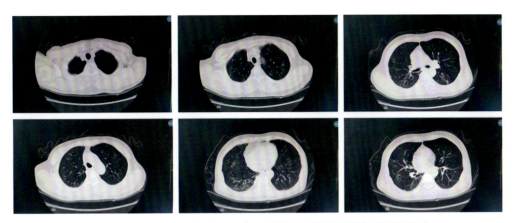

病例 22 图 7　肺部 CT（2017 年 3 月）示肺转移病灶较前明显缩小

二、病例讨论

1. 综合该患者病史、体征、实验室检查和影像学检查，临床考虑肾癌 $cT_4N_1M_1$。经过 MDT 讨论，专家认为目前为转移性肾癌，考虑影像学检查提示恶性肿瘤（透明细胞癌）可能，并进行了局部麻醉下肾穿刺活检。那么穿刺活检在肾癌诊断的适应证和禁忌证有哪些？

目前认为肾穿刺活检[1]主要的适应证有以下情况：①准备行冷冻或射频消融的患者治疗前应行肾穿刺活检明确病理类型，临床试验提示，接受物理消融治疗的肾癌患者短期生存率尚可，但存在一定复发率，远期疗效需要进一步研究，部分研究提示对某些肾肿瘤体积较小、老年或体弱的患者，可以选择射频消融或冷冻等治疗方式，术前穿刺活检获得病理结果有助于患者远期随访、判断预后和复发靶向药物的选择[2-3]；②有严重合并症、外科手术风险较大、需要决定是进行手术还是随诊观察时，可以行肾穿刺活检，如果穿刺活检未见恶性证据，应继续观察随访；③对于无法耐受手术或者无手术机会的晚期肾肿瘤患者，在靶向药物选择或者化疗等选择时，需要行穿刺活检以获取病理结果；④怀疑肾脏肿瘤为全身系统性恶性肿瘤累及的患者，例如淋巴瘤或白血病，由于淋巴瘤或白血病的主要治疗为全身化疗，治疗前可以行肾活检为进一步化疗提供依据，尽管肾穿刺活检的相关并发症的总体发生率较低，但血肿、出血和血尿等并发症是活检后最常见的不良事件，EAU

和 AUA 指南没有明确提出肾脏肿瘤穿刺活检的禁忌证，但是给出专家意见，对于肾肿瘤，下列两种人群是不建议行活检的：①年轻或体健的患者，不愿接受穿刺活检相关的不确定性，包括非诊断性发现或假阴性结果；②年老体弱无法耐受穿刺活检，即使穿刺结果为恶性肿瘤也采取保守治疗的患者。部分研究认为下列情况不适合穿刺活检：影像学提示肾脏肿瘤呈浸润性生长、怀疑为癌肉瘤或尿路上皮癌的患者，因癌肉瘤或尿路上皮癌穿刺过程中容易发生穿刺道种植。同时孤立肾、肾功能不全和有解剖结构异常的患者也不建议穿刺活检[4]。

2. 患者初诊时双肾增强 CT 示右肾中下部囊实性占位，可能为透明细胞癌。肺部增强 CT 示两肺多发结节及肿块，首先考虑多发转移瘤，临床考虑 $cT_4N_1M_1$。那么对于该类晚期肾癌来说，是否需要行减瘤手术？

总体上患者还是能从减瘤性肾切除手术中获益，同时在减瘤手术的同时可以进一步获得病理组织，明确肿瘤病理信息，指导下一步靶向药物、免疫治疗方案的选择。既往 Carmena 等人的研究，对比了单纯舒尼替尼治疗与减瘤性肾切除后舒尼替尼序贯治疗的随机对照研究，结果发现舒尼替尼治疗晚期肾癌的疗效不劣于接受减瘤术的患者，生存时间 13.9 个月 VS 18.4 个月，风险比 < 1.2。次要研究终点的客观有效率同样得到类似结果：7.2 个月 VS 8.3 个月。因此提出了减瘤性肾切除在晚期肾癌治疗中存在争议。其研究的设计存在以下几个问题，首先研究入组时间跨度超过 8 年，欧洲总计 79 个研究中心参加，各中心患者入组数存在巨大差异，平均每个中心每年入组 0.7 个患者，而 MSKCC 单中心入组了 189 例减瘤性肾切除患者；其次入组患者中 43% 的是 MSKCC 评分高危组，而既往多项回顾性研究均发现对该组患者不适合行减瘤性肾切除术；最后，研究设计时舒尼替尼是最为有效的一线治疗药物，但最近随着免疫治疗的兴起，多项研究证实免疫联合靶向治疗要优于舒尼替尼，显然舒尼替尼不是当前肾癌最佳的一线治疗方案。SEER 数据库统计了 2478 例减瘤性肾切除的患者，结果发现患者预后不良的因素越多，减瘤性肾切除手术获益越少。因此，转移性肾癌患者减瘤手术的关键是合适人群选择和时机[5-6]。

3. 患者索拉非尼、舒尼替尼失效后改用卡博替尼并维持至今，复查肺部 CT 示转移病灶较前明显缩小。目前卡博替尼在肾癌中的作用如何？

卡博替尼是一种多靶点小分子酪氨酸激酶抑制剂，作用靶点包括 MET、VEGFR1-3、ROS1、RET、AXL、NTRK 等。其主要通过靶向抑制 MET、VEGFR2 及 RET 等信号通路而杀死肿瘤细胞，抑制血管生成，发挥抗肿瘤作用。CheckMate-9ER 结果显示，卡博替尼＋纳武利尤单抗组总例数为 323 例，作为一线疗法相比舒尼替尼 328 例可使晚期 RCC 患者 PFS 翻倍。另外，卡博替尼＋纳武利尤单抗组 ORR 翻倍，同时显著改善了患者的总生存期，两组的中位总生存期均尚未成熟[7]。在基于国际转移性肾癌数据库联盟风险评分和 PD-L1 表达水平的亚组分析中也观察到了一致的疗效结果。安全性方面，卡博替尼＋纳武利尤单抗耐受性良好，安全性概况与既往报道的 TKI 和免疫治疗疗法一线治疗晚期 RCC 的结果一致。超过 20% 的最常见不良反应包括腹泻、疲劳、肝毒性、掌跖红斑综合征、口腔炎、甲状腺功能减退、肌肉骨骼疼痛、食欲缺乏、皮疹、高血压、恶心、腹痛、咳嗽和上呼吸道感染等。基于上述研究 FDA 批准卡博替尼联合纳武利尤单抗一线治疗晚期肾细胞癌[8-9]。

三、专家点评

本例转移性肾癌患者经过减瘤性肾切除术＋靶向治疗＋二线靶向治疗，目前疾病得到控制，给我们提示总体上患者还是能从减瘤性肾切除手术中获益，同时在治疗前行肾穿刺活检可以明确肿瘤病理信息，指导下一步用药方案[10]。同时，对于下列两种人群是不建议行活检的：①年轻或体健的患者，不愿接受穿刺活检相关的不确定性，包括非诊断性发现或假阴性结果；②年老体弱无法耐受穿刺活检，即使穿刺结果为恶性肿瘤也采取保守治疗的患者。因此转移性肾癌减瘤手术的关键是合适人群选择和手术时机。卡博替尼是一种多靶点小分子酪氨酸激酶抑制剂，作用靶点包括 MET、VEGFR1-3、ROS1、RET、AXL、NTRK 等。其主要通过靶向抑制 MET、VEGFR2 及 RET 等信号通路而从而杀死肿瘤细胞，抑制血管生成，发挥抗肿瘤作用。目前研究提示卡博替尼联合纳武利尤单抗对晚期肾癌可能有效。

（病例提供：顾闻宇　上海市第十人民医院）

（点评专家：车建平　上海市第十人民医院；林天歆　中山大学附属第五医院）

参考文献

[1]Delahunt B，Samaratunga H，Martignoni G，et al.Percutaneous renal tumour biopsy[J]. Histopathology，2014，65（3）：295-308.

[2]Lane BR，Samplaski MK，Herts BR，et al.Renal mass biopsy——a renaissance ?[J].J Urol，2008，179（1）：20-27.

[3]Herrera-Caceres JO，Finelli A，Jewett MAS.Renal tumor biopsy：indicators，technique，safety，accuracy results，and impact on treatment decision management[J].World J Urol，2019，37（3）：437-443.

[4]Yang CS，Choi E，Idrees MT，et al.Percutaneous biopsy of the renal mass：FNA or core needle biopsy ?[J].Cancer Cytopathol，2017，125（6）：407-415.

[5]Arora S，Sood A，Dalela D，et al.Cytoreductive nephrectomy：assessing the generalizability of the CARMENA trial to real-world national cancer data base cases[J].Eur Urol，2019，75（2）：352-353.

[6]Dariane C，Timsit MO，Méjean A.Position of cytoreductive nephrectomy in the setting of metastatic renal cell carcinoma patients：does the CARMENA trial lead to a paradigm shift?[J].Bull Cancer，2018，105（3）：S229-S234.

[7]Motzer RJ，Powles T，Burotto M，et al.Nivolumab plus cabozantinib versus sunitinib in first-line treatment for advanced renal cell carcinoma（CheckMate 9ER）：long-term follow-up results from an open-label，randomised，phase 3 trial[J].Lancet Oncol，2022，23（7）：888-898.

[8]Aimono Y，Ogawa T，Yagisawa T，et al.Side effect management in the early stages of cabozantinib administration[J].Gan To Kagaku Ryoho，2021，48（10）：1269-1271.

[9]Schmidinger M，Danesi R.Management of adverse events associated with cabozantinib therapy in renal cell carcinoma[J].Oncologist，2018，23（3）：306-315.

[10]Abel EJ，Carrasco A，Culp SH，et al.Limitations of preoperative biopsy in patients with metastatic renal cell carcinoma：comparison to surgical pathology in 405 cases[J].BJU Int，2012，110（11）：1742-1746.

病例 23　肾癌脑转移的诊断与治疗

一、病历摘要

（一）病史介绍

一般资料：患者男性，72 岁，因"头晕伴视力模糊 1 个月余"入院。

现病史：患者于 1 个月前无明显诱因出现头晕，伴视力模糊，情绪紧张时加重，且有全身乏力、发作次数及时间不定，记忆力较前减退，无头痛，无黑矇，无视物旋转，无恶心、呕吐，无幻听、幻视，无认知障碍等症状。患者遂至当地医院就诊，查颅脑 MRI（2020 年 11 月）示：左侧枕叶囊实性占位，首先考虑恶性肿瘤（可能为胶质母细胞瘤）伴囊内出血可能大，请结合临床及磁共振波谱分析（magnetic resonance spectroscopy，MRS）检查。今为进一步诊治，来我院就诊。

既往史：患者既往体健，有高血压病史，无其他慢性病史，无肿瘤等相关家族史。

（二）体格检查

体重 76 kg，身高 175 cm，BMI 24.8；腹平软，全腹无明显压痛、反跳痛及肌紧张，墨菲征（−），移动性浊音（−）。KPS 评分 90 分，ECOG 评分 0 分。

（三）辅助检查

血常规：血红蛋白 88 g/L（正常值 135 ～ 175 g/L）、血小板 294×10^9/L［正常值（100 ～ 300）×10^9/L］；电解质：血清钙 2.28 mmol/L［正常值（2.1 ～ 2.6）mmol/L］，肝肾功能、凝血功能、甲状腺功能等基本正常。肿瘤标志物未见明显异常。

入院后完善颅脑增强 MRI（2020 年 11 月）示：左侧枕叶异常强化灶，考虑肿瘤性病变，胶质母细胞瘤可能，请结合临床（病例 23 图 1）。

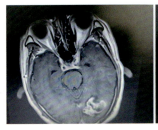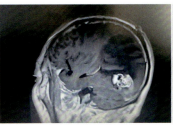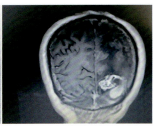

病例 23 图 1　颅脑增强 MRI

（四）初步诊断

结合患者上述病史、体征、实验室检查和影像学检查，临床诊断考虑左侧枕叶肿瘤、胶质母细胞瘤可能。

（五）治疗经过

患者于 2020 年 12 月 1 日在我院神经外科行左侧枕叶病损切除术，术后病理示：左侧枕叶恶性肿瘤，伴有坏死，周围脑组织出血，HE 形态结合免疫组化结果可符合转移性癌，提示泌尿系统肿瘤（透明细胞性肾细胞癌可能性大），请结合临床及影像学综合考虑，并建议取得原发灶病历资料进一步支持上述诊断。免疫组化：Pax-8（+），atrx（+），ini-1（+），CAIX（+），EMA（+），EGFR（+），p53（+++），Ki-67（30%+）。

基于以上结果，患者进一步完善了 PET-CT 检查（2020 年 12 月），示：①右肾上极恶性肿瘤，病灶周围渗出性改变；②大脑左侧枕叶转移性肿瘤术后改变，左侧侧脑室后脚受压，中线稍右移位；③双侧上颌窦炎症；甲状腺右叶下极稍高密度结节，FDG 代谢未见异常增高，考虑良性，建议结合超声及甲状腺功能；④左肺上叶尖后段炎性结节；右肺中叶内侧段、左肺下叶前基底段炎症（病例 23 图 2）。

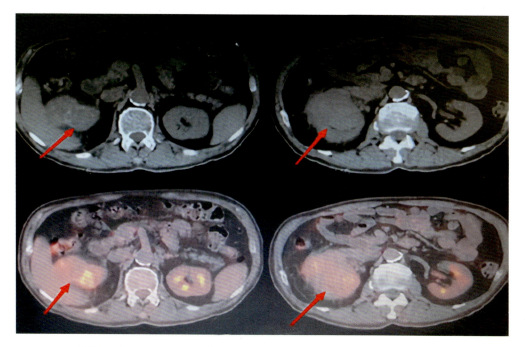

病例 23 图 2　PET-CT：箭头示右肾上极恶性肿瘤，病灶周围渗出性改变

结合 PET-CT 结果及枕部肿瘤术后病理报告，考虑患者诊断为肾透明细胞癌，临床分期 $cT_{3b}N_0M_1$，脑转移，余未见明显转移病灶。遂转入我科进一步治疗，完善双肾 MRI 平扫＋增强检查（2021 年 1 月）示：①右肾上中极占位（大小约 8.8 cm×6.2 cm×6.4 cm），考虑为恶性肿瘤可能，请结合临床随访；②肝 S7 段血管瘤；③肝内多发囊肿（病例 23 图 3）。

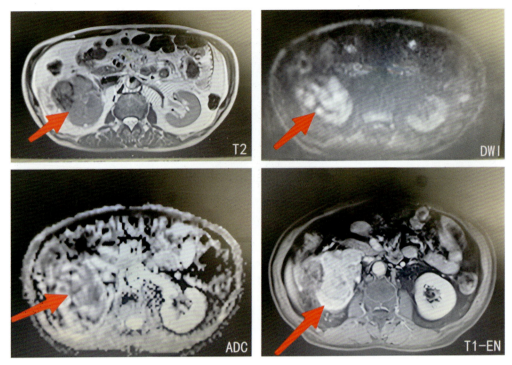

病例 23 图 3　双肾 MRI 增强＋平扫

右肾上中极占位，肿瘤大小约 8.8 cm×6.2 cm×6.4 cm，考虑：肾恶性肿瘤。

　　经过 MDT 讨论，专家一致诊断为转移性肾癌，参考 2020 版 EAU 及 NCCN 肾癌诊疗指南，决定予以舒尼替尼新辅助靶向治疗后再择机行减瘤手术。3 个月后，患者再次入院，复查双肾 MRI 平扫＋增强检查（2021 年 4 月）示：①右肾上中极恶性肿瘤治疗后（大小约 7.6 cm×5.8 cm×5.0 cm），病灶实质成分较前（2021 年 1 月）减弱，请结合临床随访；②肝 S4 段血管瘤；③肝内多发囊肿（病例 23 图 4）。

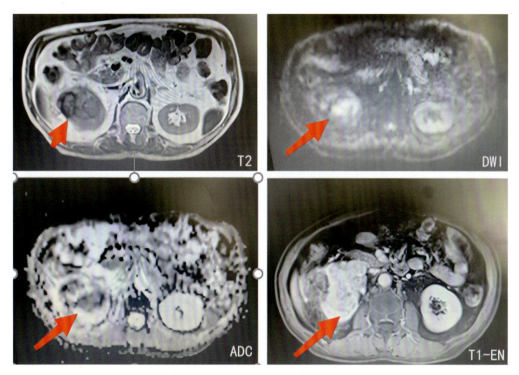

病例 23 图 4 双肾 MRI 增强 + 平扫

右肾上中极恶性肿瘤治疗后,肿瘤大小约 7.6 cm×5.8 cm×5.0 cm,病灶实质成分较前(2021 年 1 月)减弱。

遂决定行减瘤手术,于 2021 年 4 月 8 日全身麻醉下行减瘤性右肾切除术,术后病理示:右肾透明细胞性肾细胞癌伴坏死,ISUP 分级 2～3 级,肾周脂肪、输尿管切缘及均未见癌累及。免疫组化:Pax-8(+),VIM(+),CAIX(+),p53(-),Ki-67(1%+)。术后继续服用舒尼替尼靶向治疗。

术后 1 个月复查颅脑 CT 及双肾 MRI 至今,未见明显新发病灶,肿瘤控制良好。

二、病例讨论

1. 该患者初诊为颅内肿瘤,手术切除后病理示肾透明细胞癌转移可能,通过 PET-CT 评估后明确除外已切除的颅内肿瘤,仅存在右肾原发灶,肿瘤临床分期为 $cT_{3b}N_0M_1$,对于此类患者如何选择减瘤手术或单纯靶向治疗?

对于晚期肾癌是否选择减瘤性手术,目前仍然存在一定争议,根据《中国临床肿瘤学会(CSCO)肾癌诊疗指南 2020》,对于初诊为转移性肾癌患者,指南将全身系统性药物治疗作为 I 级推荐，减瘤术后系统药物治疗作为限制性 I 级推荐。CARMENA 研究是比较舒尼替尼单药与联合减瘤性肾切除术治疗晚期肾癌的随机III期临床研究，研究结果显示：使用单药舒尼替尼治疗患者的中位生存期为 18.4 个月，非劣效于减瘤手术联合舒尼替尼治疗的患者（13.9 个月）[1-2]。通过以往的研究也证实，减瘤性肾切除术后辅助靶向药物治疗的生存获益大于单纯靶向药物治疗 [3]。因此，对于此类患者，还是首先推荐进行减瘤手术。不过手术选择 ededm 须结合 MSKCC 或 IMDC 评分进行进一步评估决定是否即刻接受减瘤手术。结合 SURTIME 研究：转移性肾癌接受即刻与延迟减瘤性肾切除术的随机对照III期临床研究，其结果显示延迟减瘤性肾切除术较即刻减瘤性肾切除可能获得更长的总生存期，综合考虑患者脑部肿瘤切除术后状态及 PET-CT 评估体内仅存病灶为原发灶，选择予以 3 个月靶向治疗后行减瘤手术治疗 [4]。

2. 该患者在减瘤手术前后仅使用舒尼替尼单药靶向治疗，是否推荐使用免疫检查点抑制剂或者两者联合应用？

随着免疫检查点抑制剂在各类肿瘤中的广泛应用，肾癌治疗也从靶向药物治疗时代迈入了免疫治疗时代。Keynote-426 是一项对比免疫检查点抑制剂帕博利珠单抗联合靶向药物阿昔替尼与单用靶向药物舒尼替尼用于晚期肾癌的一线治疗效果的研究 [5]。免疫联合靶向治疗组患者在 ORR、PFS 和 OS 方面均有明显获益，联合治疗组患者中位 PFS 为 15.1 个月，单药舒尼替尼组为 11.1 个月。但在低危患者组，PFS 和 OS 曲线有所重合，免疫联合治疗组患者 ORR 虽然有所提高，但未达到统计学差异。而另一项研究 Checkmate-214，对比免疫检查点抑制剂纳武利尤单抗联合伊匹木单抗与靶向药物舒尼替尼用于晚期中、高危肾癌一线治疗效果。结果显示，IMDC 评分为中、高危人群免疫联合组与舒尼替尼单药对照组有效率分别为 42% 和 27%，中位 PFS 分别为 11.6 个月和 8.4 个月，统计学结果证实免疫联合组疗效显著优于舒尼替尼单药对照组 [6-7]。结合此患者病史及术前检查结果提示为 IMDC 评分中危，联合免疫治疗可能可以改善患者的预期生存期，但患者颅内手术术后一般情况较差，故当时仅使用舒尼替尼单药靶向治疗，后期可以联用免疫检查点抑制剂有助于改善患者预后。

3．该患者颅内转移病灶切除病理示免疫组化为：Pax-8（＋），atrx（＋），ini-1（＋），CAIX（＋），EMA（＋），EGFR（＋），p53（＋＋＋），Ki-67（30%＋）。而经过靶向药物治疗后，减瘤性手术切除病灶病理示免疫组化为：Pax-8（＋），VIM（＋），CAIX（＋），p53（－），Ki-67（1%＋）。两者之间的病理结果为何会出现差异？

通过两者不同的免疫组化结果我们可以看到，这体现了肿瘤原发灶与转移灶之间的肿瘤异质性。肿瘤的异质性包括很多方面：同一肿瘤的不同部位会存在异质性；同一肿瘤的原发灶及转移灶会存在异质性；同一肿瘤治疗前后的病理结果会存在异质性。同时异质性也会体现在很多方面，肿瘤的病理分级、肿瘤的免疫组化标志也会存在异质性。正因为组织的异质性的存在，为我们对肿瘤的治疗也带来了更多的思考，如减瘤手术能够获取更多的组织，提供更多的病理数据，给予我们更多治疗的指导，不同时期的基因检测可能也会为患者的治疗带来更多的帮助[8-9]。因此，对患者全程化管理、全面评估肿瘤的情况，对于了解肿瘤的生物学行为、指导后续进一步治疗有着至关重要的价值。

三、专家点评

该患者是初诊为颅内肿瘤、手术后病理发现为肾透明细胞癌转移病灶的转移性肾癌患者，给予的治疗是转移病灶切除后予以舒尼替尼新辅助靶向治疗，延迟行减瘤性肾切除术，术后继续予以舒尼替尼靶向治疗。结合目前最新指南及文献结果，延迟性减瘤手术联合靶向药物治疗，总体而言可以使该患者生存获益，同时也可以获得原发病灶及转移病灶的病理信息，通过对比两者病理结果之间的差异，可以使我们了解到转移灶及原发灶生物学行为的不同及对后续治疗方案的选择。此外，根据最新指南推荐，对于该类 IMDC 中危的患者免疫检查点抑制剂联合靶向药物治疗，可能给患者带来更多的生存获益[10]。总而言之，对于晚期肾癌患者，全程化管理、综合性治疗才能给患者带来最好的生存获益。

（病例提供：陈祎骢　李　伟　上海市第十人民医院）

（点评专家：姚旭东　上海市第十人民医院）

参考文献

[1] 周莉，盛锡楠 . 晚期肾癌的治疗规范——《CSCO 肾癌诊疗指南 2020》解读 [J]. 肿瘤综合治疗 电子杂志，2020，6（4）：7.

[2] 张凯，朱刚 .2020 版 EAU 肾细胞癌诊疗指南更新解读之二——晚期和转移性肾癌系统治疗新 进展 [J]. 中华泌尿外科杂志，2020，41（8）：3.

[3]Bex A，Mulders P，Jewett M，et al.Comparison of immediate vs deferred cytoreductive nephrectomy in patients with synchronous metastatic renal cell carcinoma receiving sunitinib：the SURTIME randomized clinical trial[J].JAMA Oncol，2019，5（2）：164-170.

[4]Bex A，Mulders P，Jewett M，et al.Comparison of immediate vs deferred cytoreductive nephrectomy in patients with synchronous metastatic renal cell carcinoma receiving sunitinib：the SURTIME randomized clinical trial[J].JAMA Oncol，2019，5（2）：164-170.

[5]Powles T，Plimack ER，Soulières D，et al.Pembrolizumab plus axitinib versus sunitinib monotherapy as first-line treatment of advanced renal cell carcinoma（KEYNOTE-426）：extended follow-up from a randomised，open-label，phase 3 trial[J].Lancet Oncol，2020，21（12）：1563-1573.

[6]Gulati S，Labaki C，Karachaliou GS，et al.First-Line treatments for metastatic clear cell renal cell carcinoma：an Ever-Enlarging landscape[J].Oncologist，2022，27（2）：125-134.

[7]O'Rourke K.CheckMate-214 trial results show longer treatment-free survival with immunotherapy[J].Cancer，2022，128（6）：1156.

[8]Hirsch L，Martinez Chanza N，Farah S，et al.Clinical activity and safety of cabozantinib for brain metastases in patients with renal cell carcinoma[J].JAMA Oncol，2021，7（12）：1815-1823.

[9]Guseĭnova Kh，Lishchak R，Shimonova G，et al.Results of gamma-knife radiosurgery treatment for intracranial metastases of renal-cell cancer and prognostic factors influencing on the survival（joint study of three Eastern European Centers）[J].Zh Vopr Neirokhir Im N N Burdenko，2013，77（6）：4-12.

[10]Ljungberg B，Albiges L，Abu-Ghanem Y，et al.European association of urology guidelines on renal cell carcinoma：the 2022 update[J].Eur Urol，2022，82（4）：399-410.

病例 24　肾动脉栓塞后肾癌的个体化治疗

一、病历摘要

（一）病史介绍

一般资料：患者男性，57 岁，因"血尿 1 个月，伴排尿困难 1 天"入院。

现病史：患者于 1 个月前因反复肉眼血尿伴尿中血块排出、排尿困难 1 天至我院就诊，完善 CT 检查示：右肾下极大小约 8.8 cm×7.5 cm×8.5 cm 高低混杂密度团块影，边界尚清，边缘模糊，周围见少许条絮状高密度影，考虑右肾下极占位，伴周围渗出样改变。患者无腰部酸胀不适，无明显放射痛，无腹胀腹泻，无肛门停止排气排便。患者自述 1 天前血尿加重，尿中出现血块并伴排尿困难，为进一步诊治收治入院。

既往史：既往身体情况较差，有高血压、糖尿病、前列腺增生病史，血小板降低 10 余年，平均血小板波动于（60～70）×10^9/L，无其他慢性病史，无肿瘤等相关家族史。

（二）体格检查

体重 60 kg，身高 172 cm，BMI 20.3；腹平软，全腹无明显压痛、反跳痛及肌紧张，墨菲征（-），移动性浊音（-），右肾区叩击痛（+），左肾区叩击痛（-）。KPS 评分 90 分，ECOG 评分 0 分。

（三）辅助检查

血常规：血红蛋白 47 g/L（正常值 135～175g/L），血小板计数 32×10^9/L ［正常值（100～300）×10^9/L］，中性粒细胞 2.16×10^9/L ［正常值（1.8～6.3）×10^9/L］。凝血功能：纤维蛋白原 1.306 g/L（正常值 2～4g/L），D-二聚体 3.37 mg/L（正常值＜0.55 mg/L）。电解质：血清钙 1.95 mmol/L（正常值 2.1～2.6mmol/L）。肝肾功能、甲状腺功能等基本正常。肿瘤标志物未见明显异常。

入院完善双肾增强 CT（2020 年 3 月）示：右肾下极巨大占位，最大横截面积约 8.8 cm×7.8 cm，考虑透明细胞癌可能，肿瘤侵犯肾盂可能，请结合临床（病例 24 图 1）。

完善双肺 CT 平扫（2020 年 3 月）示：右肺上叶陈旧性病变。

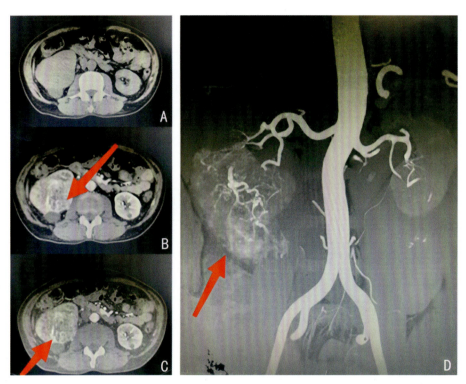

病例 24 图 1　双肾增强 CT

A．平扫；B．动脉早期；C．动脉晚期；D．动脉期冠状位。右肾下极巨大占位，最大横截面积约 8.8 cm×7.8 cm，考虑透明细胞癌，肿瘤侵犯肾盂。

（四）诊疗经过

结合患者上述病史、体征、实验室检查和影像学检查，临床诊断考虑为右肾肿瘤、透明细胞癌可能，临床分期 $cT_{3a}N_0M_0$。

（五）治疗经过

考虑患者反复肉眼血尿，引起排尿困难，伴有重度贫血，血小板降低，存在外科手术禁忌证，于 2020 年 3 月 27 日在我院介入血管科行右侧肾动脉造影＋栓塞术，于右肾动脉二级分支注入可吸收性明胶海绵及弹簧圈分别栓塞，见肿瘤血管消失，栓塞确切。术后复查血常规：血红蛋白 53 g/L（正常值 135 ～ 175g/L），血小板计数 47×10⁹/L［正常值（100 ～ 300）×10⁹/L］，术后患者尿色逐步转清，排尿通畅后拔除导尿管。

1 个月后复查血常规示：血红蛋白 62 g/L，血小板计数 58×10⁹/L，予以输注红细胞及血小板后复查血常规示：血红蛋白 96 g/L，血小板计数 100×10⁹/L。复查双肾增强 CT（2020 年 4 月）示：肾动脉栓塞术后改变，右肾下极肿瘤性病变，肿瘤体积较前缩小，内见坏死，实质减少，最大横截面积约为 7.5 cm×6.2 cm（病例24 图 2）。

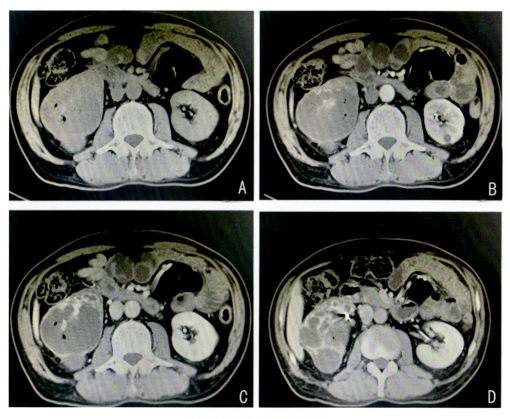

病例 24 图 2　双肾增强 CT

A. 平扫；B. 动脉早期；C. 动脉晚期；D. 静脉期。肾动脉栓塞术后改变，右肾下极肿瘤性病变，
　　肿瘤体积较前缩小，内见坏死，实质减少，最大横截面积约为 7.5 cm×6.2 cm。

经过 MDT 讨论，专家一致认为目前患者诊断为肾透明细胞癌可能，临床分期 $cT_{3a}N_0M_0$。经过栓塞治疗后，患者肿瘤体积明显缩小，同时经过积极输血、输血小板治疗后患者贫血及低血小板情况较前改善，参考 2020 版 EAU 及 NCCN 肾癌诊疗指南，患者存在手术指征，且手术禁忌证显著改善，遂决定进一步行肾癌根治术。于 2020 年 4 月 28 日行右侧肾癌根治术，术后病理示：右肾透明细胞性肾细胞癌Ⅳ级，伴大片出血坏死，肿瘤大小约 9.0 cm×7.0 cm×6.0 cm，输尿管切端、肾门血管切端均未见癌累及。免疫组化：Pax-8（+），VIM（+），EMA（+），CAIX（+），p53（-），Ki-67（5%+）。术后未予以辅助治疗。

术后结合患者病情，再次经过 MDT 讨论，专家认为目前患者术后恢复可，无不适主诉，结合病理考虑手术切除完整，切缘阴性，未见明显转移淋巴结，结合术前影像学检查，无远处转移病灶，术后病理 $cT_{3a}N_0M_0$，参考 2020 版 EAU 及 NCCN 肾癌诊疗指南，不予以术后辅助靶向及免疫检查点抑制剂治疗。

目前患者术后一年余，术后每半年复查，肺部 CT、双肾增强 CT、血清肿瘤标志物均提示未见明显肿瘤复发征象，肿瘤控制稳定。

二、病例讨论

1. 该患者初诊时诊断为右肾肿瘤，透明细胞肾癌可能，临床分期 $cT_{3a}N_0M_0$。当时反复肉眼血尿，引起排尿困难，伴有重度贫血，血小板降低，无外科手术指征，当时予以行介入治疗，对于此类患者，是否可以联合使用靶向治疗？

对于晚期肾癌患者，如何选择合适的初始治疗，目前仍有一定争议，但是各项研究均证实，靶向药物治疗能有效延长晚期肾癌患者的生存期，以针对 VEGFR1、VEGFR2 和 PDGFR-β 来抑制肿瘤血管生成的舒尼替尼等为代表的靶向药物层出不穷。然而靶向药物仍存在一定不良反应，如心血管系统不良反应有高血压、Q-T 间期延长、左心室功能障碍等；消化系统不良反应有腹泻、腹痛、味觉改变、便秘、恶心、呕吐等；血液系统不良反应有白细胞、血小板降低，出血，贫血等；皮肤不良反应有手足综合征、黏膜炎、皮疹等。对于该患者当时存在的重度贫血及血小板降低情况，应用靶向药物可能会加重上述情况，且靶向药物起效时间间隔较长，对于患者当时病情，该患者应首先选择介入治疗相对更安全可靠[1-2]。

2．该患者在接受介入治疗后，肿瘤体积明显缩小，同时经过积极输血、输血小板治疗后贫血及低血小板情况较前改善，对于该患者是否有必要行手术治疗？

该患者初诊为"肾透明细胞癌"，临床分期 $cT_{3a}N_0M_0$。经过栓塞治疗后，患者肿瘤体积明显缩小，同时经过积极输血、输血小板治疗后患者贫血及低血小板情况较前改善，手术禁忌证已改善，结合患者临床分期 $cT_{3a}N_0M_0$，MSKCC 高危，考虑不存在远处转移病灶，参考 2020 版 EAU 及 NCCN 肾癌诊疗指南[3]，存在手术指征，术后病理示为右肾透明细胞性肾细胞癌Ⅳ级，伴大片出血坏死。肿瘤大小约 9.0 cm×7.0 cm×6.0 cm，输尿管切端、肾门血管切端均未见癌累及。免疫组化：Pax-8（+），VIM（+），EMA（+），CAIX（+），p53（-），Ki-67（5%+）。病理分期 $pT_{3a}N_0M_0$ 符合局限性肾癌标准，手术时机选择恰当。

3．该患者术后未予以辅助靶向治疗及免疫检查点抑制剂治疗，仅进行了规律性随访，对于这类患者，术后的辅助治疗如何选择？

高危肾癌术后的辅助治疗，一直是目前肾癌临床研究的热点。现有临床研究证据显示，仅有舒尼替尼用于高危肾癌术后辅助治疗的无进展生存存在获益，不过患者的生活质量及长期生存均不能获益，因此在国内外对于术后未存在复发的患者，一般仍不予以辅助性靶向药物治疗。近年来，越来越多的临床研究显示出靶向治疗及免疫治疗在晚期肾癌辅助治疗中的效果，2021 年美国临床肿瘤学会（American Society of Clinical Oncology，ASCO）会议报告了一项帕博利珠单抗用于高危肾透明细胞癌术后辅助治疗的随机对照双盲Ⅲ期临床研究（KEYNOTE-564 研究）结果，证实高危肾癌术后辅助免疫治疗可以改善无复发生存期。但是结合 KEYNOTE-564 研究的结果，作为辅助治疗，研究随访时间较短，无进展生存事件发生率两组仅仅为 22% 与 30%，因此包括 OS 方面在内，仍需要更长时间的随访。同时结合免疫辅助治疗 3 ～ 4 级不良反应发生率将近 20%[4-5]，因此未来辅助免疫治疗仍然需要在高危人群中进行筛选，不是所有高危肾癌人群均适合辅助免疫治疗[6-7]。总而言之，该类患者是否选用免疫治疗，仍然需要根据具体病情选择。

三、专家点评

该患者是初诊肾透明细胞癌，首发表现为肿瘤侵犯肾盂，引起的严重血尿导致的重度贫血及血小板降低，给予治疗为介入栓塞治疗，治疗后积极纠正患者重度贫血及血小板降低的情况，使上述情况得到了有效的控制，结合目前最新指南及文献的结果[8-9]，考虑患者为局部晚期肾癌，目前并未发现远处转移，最为适合的治疗为手术治疗，在排除禁忌证后进行了手术治疗，术后病理也证实了术前的诊断。术后通过随访一年余，病情稳定未见全身新发病灶，目前未予以靶向药物及免疫治疗。该患者给予我们的经验是对于局部晚期的肾癌患者，积极排除禁忌证后手术治疗，还是能使患者获益，同时可以获得病理组织，明确肿瘤病理信息，指导后续下一步靶向药物、免疫治疗方案。此外，根据目前最新指南及临床研究推荐，对于高危肾癌术后的辅助治疗，仍存在一定的争议，不过越来越多的证据表明，对于部分患者，术后辅助靶向药物及免疫治疗，可以改善患者的整体生存期，提示随着更多研究的深入，肾癌的治疗会有更好的前景。

（病例提供：李　伟　许云飞　上海市第十人民医院）

（点评专家：邢念增　中国医学科学院肿瘤医院）

参考文献

[1]Alegorides C，Bigot P，Hardwigsen J，et al.Immediate preoperative renal artery embolization in the resection of complex renal tumors（UroCCR-48 Reinbol study）[J].Int Urol Nephrol，2021，53（2）：229-234.

[2]Shanmugasundaram S，Cieslak JA，Sare A，et al.Preoperative embolization of renal cell carcinoma prior to partial nephrectomy：a systematic review and meta-analysis[J].Clin Imaging，2021，76：205-212.

[3]Ljungberg B，Albiges L，Abu-Ghanem Y，et al.European association of urology guidelines on renal cell carcinoma：the 2022 update[J].Eur Urol，2022，82（4）：399-410.

[4]Powles T，Tomczak P，Park SH，et al.KEYNOTE-564 investigators.Pembrolizumab versus placebo as post-nephrectomy adjuvant therapy for clear cell renal cell carcinoma（KEYNOTE-564）：30-month follow-up analysis of a multicentre，randomised，double-blind，placebo-controlled，phase 3 trial[J].Lancet Oncol，2022，23（9）：1133-1144.

[5]Pandey A.KEYNOTE-564：Adjuvant immunotherapy for renal cell carcinoma[J].Indian J Urol，2022，38（1）：75-76.

[6]Bi K，He MX，Bakouny Z，et al.Tumor and immune reprogramming during immunotherapy in advanced renal cell carcinoma[J].Cancer Cell，2021，39（5）：649-661.

[7]Deleuze A，Saout J，Dugay F，et al.Immunotherapy in renal cell carcinoma：the future is now[J].Int J Mol Sci，2020，21（7）：2532.

[8]Sheng X，Yan X，Wang L，et al.Open-label，multicenter，phase Ⅱ study of RC48-ADC，a HER2-targeting antibody-drug conjugate，in patients with locally advanced or metastatic urothelial carcinoma[J].Clin Cancer Res，2021，27（1）：43-51.

[9]Carlo MI，Attalla K，Mazaheri Y，et al.Phase Ⅱ study of neoadjuvant nivolumab in patients with locally advanced clear cell renal cell carcinoma undergoing nephrectomy[J].Eur Urol，2022，81（6）：570-573.

病例 25　肾癌术后腹膜后转移灶切除

一、病历摘要

（一）病史介绍

一般资料：患者男性，66岁，因"左侧肾癌根治术后10年，发现左侧腹膜后占位1周"入院。

现病史：患者于10年前发现左侧肾脏占位，诊断为左侧肾癌，行左肾癌根治术，术后病理示左肾细胞癌。1周前患者至当地医院复查时发现左腹膜后占位，直径约6 cm，靠近左侧肾上腺，初步诊断为左侧腹膜后转移性肿瘤，遂来我院就诊，门诊拟"左侧腹膜后占位，肾恶性肿瘤个人史"收住入院。患者自发病以来，神志清楚，精神、食欲、夜寐尚可，无肛门停止排气排便，体重无明显减轻。

既往史：否认高血压病史。无吸烟、饮酒史，否认有毒有害物质长期接触史。

（二）体格检查

双侧肾区无明显膨隆，无压痛、叩击痛，双侧输尿管走行区无压痛，膀胱区无充盈、无压痛，尿道口无红肿。NRS评分0分，ECOG评分1分。

（三）辅助检查

外院检查。①腹部CT：左腹膜后占位；②血常规、凝血功能、肝肾功能、血肿瘤标志物等检查基本正常；③胸部X片：未见明显异常；④心电图：窦性心律。

入院后检查。盆腔MRI平扫＋增强示：膀胱充盈佳，形态正常，膀胱壁、腔内未见明显异常征象。前列腺大小正常，包膜光整。两侧精囊腺对称，精囊三角存在。扫描所示肠曲未见明显异常。盆腔内未见积液。两侧腹股沟区见多发类圆形淋巴结影，直径约0.5～0.8 cm。

（四）初步诊断

结合患者现病史、体征、实验室和影像学检查，临床诊断考虑为：①腹膜后转移性肿瘤；②左侧肾癌术后。

（五）治疗经过

经过 MDT 讨论，参考外院腹部 CT 结果，专家会诊意见认为：患者左侧腹膜后占位为左肾癌根治术后出现的复发性肿瘤。参照 2018 版 EAU 肾脏肿瘤指南和 2014 版《中国泌尿外科疾病诊断治疗指南手册》，结合患者一般情况良好（ECOG 评分＜ 2 分），无相关症状，肿瘤转移负荷低，转移灶经评估可完全切除，切除后预计可使患者在总生存率、肿瘤特异性生存率和延迟系统治疗方面获益。鉴于左腹膜后占位直径约 6 cm，靠近左侧肾上腺，决定治疗方案：①腹膜后病损切除术；②肾上腺病损切除术。排除手术禁忌证后行局部手术切除，手术顺利。

术后病理示：（左腹膜后肿瘤）见浸润性 / 转移性肾透明细胞癌，局灶边缘见少量肾上腺组织。免疫组化结果：CK-P（局灶 +），RCC（+），VIM（+），EMA（+），CAM5.2（+），CK8/18（部分 +），CD10（+），CK7（-），34e（-），E-cadherin（+），PAX-8（-），p504s（+），CD34（血管 +），Melan-A（-），a-inhibin（-），calretinin（-），Ki-67（5% +）。

术后切口愈合佳，顺利出院。

二、病例讨论

1. 该患者肾癌根治术后出现转移性腹膜后肿瘤，治疗原则是什么？

首先，可根据国际转移性肾细胞癌数据库联盟（metastatic renal cancer database consortium，IMDC）风险分层方式（病例 25 表 1）和纪念斯隆凯特琳癌症中心（memorial sloan kettering cancer center，MSKCC）分级系统将转移性肾癌分为低、中、高危（病例 25 表 2）。其中低危组、中危组、高危组分别为无危险因素、1 ～ 2 个危险因素、≥ 3 个危险因素。①手术治疗：针对根治性肾切除术后出现的孤立性转移瘤、体能状态良好的患者可选择外科手术治疗，更新的 2021 年版 EAU 指南推荐[1]，对于高危的转移性肾癌患者，不推荐行姑息性手术治疗；对于中危患者，应根据患者的情况先行免疫治疗或靶向治疗后，根据治疗反应决定是否行姑息性切除；对于低危患者，手术治疗仍然是改善肿瘤局部控制的重要手段；②药物治疗：在细胞因子时代，中高剂量 IFN-α 或和 IL-2 曾作为治疗转移性肾癌的一线标准方案。

但是，细胞因子治疗的客观反应率仅为 7%～27%，中位无进展生存期仅为 3～5 个月。随后，国内外临床研究结果显示，与细胞因子治疗相比，靶向药物更能显著提高转移性肾癌患者的客观反应率，改善无进展生存期和总生存期。2006 年起 EAU、NCCN 指南均将分子靶向治疗药物推荐为转移性肾癌的一、二线治疗用药[2]。近年来，免疫治疗逐步应用于临床治疗，其也成为转移性肾癌治疗的新方向。基于 KEYNOTE–426、CheckMate 9ER、CLEAR、JAVELIN 三期临床试验的结果，2021 年版 EAU 免疫联合分子靶向治疗与免疫治疗联合免疫治疗策略纳入了转移性肾细胞癌的一线治疗方案[3, 5]。

病例 25 表 1　国际转移性肾细胞癌数据库联盟分级

危险因素	参考值
Karnofsky 身体状态	＜80%
从诊断到治疗的时间	＜12 个月
血红蛋白	＜实验室参考值下限
血清钙	＞10.0 mg/dl（2.4 mmol/L）
血小板计数	＞正常值上限
中性粒细胞计数	＞正常值上限

低危：无危险因素；中危：1～2 个危险因素；高危：3～6 个危险因素。

病例 25 表 2　纪念斯隆凯特琳癌症中心分级

危险因素	参考值
Karnofsky 身体状态	＜80%
从诊断到治疗的时间	＜12 个月
血红蛋白	＜实验室参考值下限
血清钙	＞10.0 mg/dl（2.4 mmol/L）
乳酸脱氢酶	＞1.5 倍正常上限

低危：无危险因素；中危：1～2 个危险因素；高危：≥3 个危险因素。

2. 肾癌根治术后复发性转移灶切除的意义有多大？

由于转移性肾癌的全身性治疗药物的不断更新，肾癌根治术后出现的孤立性转移灶的价值也在逐步发生变化。在细胞因子时代，减瘤性手术治疗曾是转移性肾癌的首选治疗。在靶向治疗时代，转移性肾癌患者接受手术治疗联合靶向治疗，总体生存率显著改善。多项回顾性研究显示，手术治疗联合靶向治疗较单纯靶向治疗显著延长转移性肾癌患者的总生存期，尤其对于低危患者。然而，对于中危及高危患者，手术治疗的价值仍有争议。一项针对中高危转移性肾癌患者的随机前瞻性Ⅲ期临床研究显示，姑息性切除联合舒尼替尼治疗组较单独舒尼替尼治疗组中位总生存期并无优势（分别为13.9个月与18.4个月），两组患者在客观缓解率与无进展生存期上并无统计学差异。更新的2019年版EAU指南推荐，对于高危的转移性肾癌患者，不推荐行转移灶手术治疗。对于中危患者，建议立即给予一线靶向治疗，并根据治疗反应决定是否行转移灶切除。

目前肿瘤患者进入免疫联合靶向治疗时代，转移性肾癌的治疗趋向于多元化，对于低危患者，手术治疗仍然是改善肿瘤局部控制的重要手段[6-7]。对于中高危患者，应根据患者免疫治疗或靶向治疗的反应严格挑选合适的患者再行姑息性切除，患者获益可能会更大。一项纳入561例转移性肾癌患者的回顾性研究显示，随访中位总生存期14.7个月，手术治疗加免疫治疗较单纯免疫治疗患者总生存期显著延长（联合治疗组未达到中位总生存期，单纯免疫治疗组中位总生存期为11.6个月，病死风险比为0.23，$P < 0.001$）。从目前的研究来看，在免疫联合靶向治疗时代，手术治疗转移性肾癌仍然起到重要作用，但应把握好手术指征[8]。

三、专家点评

外科手术是转移性肾癌辅助性治疗的重要手段，联合药物治疗可明显提高患者的生存期。手术治疗较适用于一般情况良好（ECOG评分＜2分）、无或轻微相关症状、肿瘤转移负荷低、手术能显著降低肿瘤负荷的转移性肾癌患者。而对于中高危的患者，由于目前的免疫联合靶向治疗可为患者预后带来明显的改善，而且患者肿瘤负荷本身较高，患者可从转移灶切除的获益较少，应根据患者的情况先行免疫治疗或靠向治疗后，观察患者病情变化，严格挑选合适的患者行限期手术治疗，患者获益会更大。

（病例提供：毛士玉　罗　明　上海市第十人民医院）

（点评专家：许云飞　上海市第十人民医院）

参考文献

[1]Ljungberg B，Albiges L，Abu−Ghanem Y，et al.European association of urology guidelines on renal cell carcinoma：the 2022 update[J].Eur Urol，2022，82（4）：399−410.

[2]Mir MC，Albiges L，Bex A，et al.EAU section of oncological urology（ESOU）board.Management of metastatic nonclear renal cell carcinoma：what are the options and challenges?[J].Eur Urol Oncol，2021，4（5）：843−850.

[3]Powles T，Plimack ER，Soulières D，et al.Pembrolizumab plus axitinib versus sunitinib monotherapy as first−line treatment of advanced renal cell carcinoma（KEYNOTE−426）：extended follow−up from a randomised，open−label，phase 3 trial[J].Lancet Oncol，2020，21（12）：1563−1573.

[4]Motzer RJ，Powles T，Burotto M，et al.Nivolumab plus cabozantinib versus sunitinib in first−line treatment for advanced renal cell carcinoma（CheckMate 9ER）：long−term follow−up results from an open−label，randomised，phase 3 trial[J].Lancet Oncol，2022，23（7）：888−898.

[5]Motzer RJ，Robbins PB，Powles T，et al.Avelumab plus axitinib versus sunitinib in advanced renal cell carcinoma：biomarker analysis of the phase 3 JAVELIN Renal 101 trial[J].Nat Med，2020，26（11）：1733−1741.

[6]Quhal F，Mori K，Bruchbacher A，et al.First−line immunotherapy−based combinations for metastatic renal cell carcinoma：a systematic review and network neta−analysis[J].Eur Urol Oncol，2021，4（5）：755−765.

[7]Rini BI，Battle D，Figlin RA，et al.The society for immunotherapy of cancer consensus statement on immunotherapy for the treatment of advanced renal cell carcinoma（RCC）[J].J Immunother Cancer，2019，7（1）：354.

[8]Rothermundt C，von Rappard J，Eisen T，et al.Second-line treatment for metastatic clear cell renal cell cancer：experts' consensus algorithms[J].World J Urol，2017，35（4）：641-648.

病例 26　肾癌根治术后局部复发伴肺转移靶向治疗

一、病历摘要

（一）病史介绍

一般资料：患者女性，72 岁，因"发现右肾占位 1 周"入院。

现病史：患者于 2018 年 6 月无明显诱因出现右侧腰部不适，无肉眼血尿，双侧输尿管走行区无压痛，膀胱区无充盈、无压痛，尿道口无红肿。8 月 27 日查超声示右肾中下极两个实质性低回声团块，大者直径约 77 mm。CT 及 MRI 示右肾占位，恶性肿瘤可能大，今为进一步治疗转至我院。

既往史：患者既往体健，有高血压 10 余年，平素服用降血压药物，血压控制尚可。否认泌尿系统肿瘤家族史。

（二）体格检查

体温 36.5℃，脉搏 72 次 / 分，呼吸 16 次 / 分，血压 135/78 mmHg。一般情况可，发育正常，营养中等，慢性病容，神志清楚，查体配合。皮肤黏膜无色素沉着、皮肤光滑及弹性尚可。无皮疹、无出血、无皮下结节。双侧输尿管走行区无压痛，膀胱区无充盈、无压痛，尿道口无红肿。NRS 评分 1 分，ECOG 评分 1 分。

（三）辅助检查

胸部 CT（2018 年 8 月 31 日）示：①两肺散在多发粟粒、结节灶，可能为转移性肿瘤；②左肺上叶尖后段少许慢性炎症；③主动脉、冠脉钙化。双肾 MRI 平扫＋增强（2018 年 9 月 1 日我院，病例 26 图 1）示：右肾下极占位，大小约为 6.9 cm×9.0 cm×7.1 cm，T_1 为高低混合信号，T_2 为高信号，增强后病灶明显不均匀渐进性强化，病灶局部突向肾盂内，邻近肾盏受压移位，病灶与邻近十二指肠边界欠清，下腔静脉受压，肾动静脉无充盈缺损，肾门和后腹膜区无明显肿大淋巴结。上腹部 CT 平扫＋增强（2018 年 9 月 5 日我院）示：右肾下极恶性肿瘤，伴右肺下叶外侧基底段结节灶；两肾囊肿。

综合以上影像学表现，考虑为：①肾恶性肿瘤，累及十二指肠及邻近下腔静脉；②两肾多发囊肿。

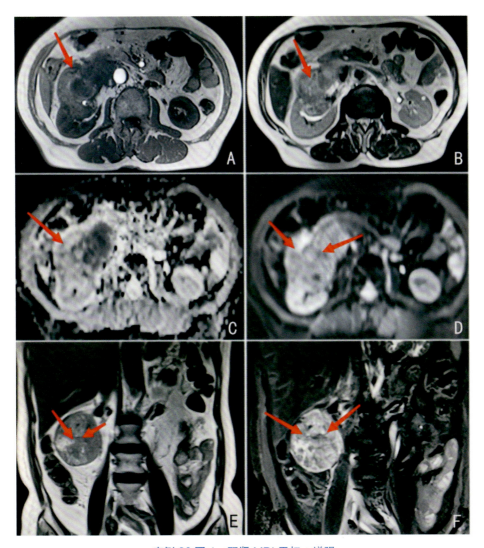

病例 26 图 1　双肾 MRI 平扫 + 增强

A. T_1；B. T_2；C. ADC；D. DWI；E. 冠状位；F. 动脉期。

（四）初步诊断

结合患者上述病史、体征和影像学检查，临床诊断考虑为：①肾癌（右侧）；②肾癌肺转移；③高血压。

（五）治疗经过

经过 MDT 讨论、参考影像学结果及 2018 版 EAU 肾脏肿瘤指南和 2017 版《中国泌尿外科疾病诊断治疗指南》，结合患者一般情况良好（ECOG 评分＜2 分），无相关症状、肿瘤转移负荷低，完善相关检查、排除手术禁忌证后遂于 2018 年 9 月 7 日于我院全身麻醉下行右侧肾癌根治术。术后患者无发热，无黄疸，无恶心、呕吐，无黑便，无尿频、尿急、肉眼血尿等不适。

术后病理示：（肾癌根治标本）肾中下极透明细胞性肾细胞癌，ISUP/WHO 2～3 级，伴坏死。脉管内见癌栓。肾周脂肪、肾盂、输尿管切端、脉管切端均未见肿瘤。免疫组化：b 号片肿瘤细胞 CK-P（少量 +），CK8/18（部分 +），VIM（+），EMA（+），D10（部分 +），CAM5.2（+），PAX-8（+），Ki-67（10% +），CK7（-），Melan-A（-），p53（-），CD117（-），E-cadherin（-），S100（-），HMB45（-），TFE3（-），CK19（-）。

2018 年 12 月 7 日患者入院复诊，查上腹部 CT 示：①右肾术后阙如，右侧肝肾隐窝、后腹膜区、结肠旁沟区多发转移，周围少许渗出，累及邻近侧腹壁腰大肌；②右肺中叶外侧段、左肺上叶下舌段、两肺下叶多发结节灶，转移？上腹部 CT 示局部肿瘤复发，胸部 CT 示肺转移灶较前进展。经 MDT 讨论后给予患者索拉非尼靶向治疗，并局部病灶可予放疗。患者靶向治疗后出现皮损等不良反应，逐停止服用索拉非尼。

患者放疗后出现皮肤发红，局部肿胀发热，疼痛明显，遂入院予积极抗感染、补充白蛋白、利尿等支持治疗，并予伤口每日换药，后患者伤口感染情况改善，逐步愈合，并改用培唑帕尼继续靶向治疗，患者用药后无特殊不适，定期随访。

二、病例讨论

1. 根治性肾切除术后肿瘤复发灶的外科治疗原则是什么？

对转移性肾癌（metastatic renal cell carcinoma，mRCC）尚无标准治疗方案，应采用以综合治疗、外科手术为主要辅助性治疗手段开展。对 mRCC 的原发病灶切除术被称为减瘤性肾切除术（cytoreductive nephrectomy，CRN）或辅助性肾切除术

[1-2]。根治性肾切除术后局部复发率为 2% ～ 4%，肾癌患者手术后如能定期复查，加上影像诊断技术的进展，可较早发现局部复发的肿瘤，部分患者仍有再次手术根治的机会。2002 年 Schrodter 等人报告在过去的 10 年中诊断局部复发无远处转移征象 16 例，中位复发时间为 45.5 个月。全部实施了手术探查，其中 13 例完整切除肿瘤，3 例病理检查未见肿瘤细胞。7 例手术后 4 ～ 68 个月死于远处转移，6 例存活者中位生存期已达 53 个月[3]。

2. 肾癌静脉癌栓的外科治疗原则是什么？该患者还可以采取何种治疗？

肾癌易侵入下腔静脉形成癌栓，其发生率为 4% ～ 10%，而许多伴肾静脉或下腔静脉瘤栓的肾癌患者影像学检查并无远处转移征象[4-5]。对无淋巴结或远处转移的肾癌伴肾静脉或下腔静脉癌栓的患者行根治性肾切除术并能完整取出癌栓，手术后患者的 5 年生存率可达到 45% ～ 69%，甚至 Golimbu 等人报道手术后 5 年生存率高达 84%。但静脉癌栓的患者如果伴有淋巴结或远处转移，手术后生存率明显下降至 0 ～ 33%[6]。Hatcher 等人报道下腔静脉癌栓手术后 5 年生存率 69%，如果下腔静脉壁受侵 5 年生存率则为 25%[7]。但这些报道都是小样本的非随机对照研究结果，有待多中心的随机对照研究证实。

多数学者认为局部进展性肾癌伴肾静脉或下腔静脉癌栓的患者如果伴有下列 3 个因素之一手术治疗的预后不佳：①肿瘤侵及肾周脂肪；②瘤栓直接侵及下腔静脉壁；③区域淋巴结转移。Ⅲ级和Ⅳ级下腔静脉瘤栓的外科手术须在低温体外循环下进行，下腔静脉瘤栓取出术死亡率为 5% ～ 10%。同时，该患者术后出现肿瘤局部复发及肺转移病灶的治疗，可以使用靶向或靶向联合免疫治疗手段。常规的肿瘤分子靶向治疗常用的治疗靶点有细胞受体、信号传导和抗血管生成等。此类靶向药物主要有两类：单克隆抗体和小分子化合物。以舒尼替尼、索拉非尼、依维莫司为表达的靶向药物进入中国后在治疗晚期肾癌上取得了不错的疗效。自 2021 年起，转移性肾癌的全身治疗已进入免疫治疗时代，免疫联合靶向治疗成为主流选择[8-9]。

三、专家点评

Robson[10] 提出的经典根治性肾切除术的推广和普及对世界范围内肾癌患者生

存率的提高具有重大贡献，随着临床研究的不断深入及医疗技术的不断改进，虽然经典型根治性肾切除术仍然是局限性肾癌治疗的标准术式，但 40 多年来经典型根治性肾切除术的概念已经发生了变化，对于手术切口的选择不必强调经腹部入路，不必常规进行区域或扩大淋巴结清扫术。同时，肿瘤精准化治疗时代已经到来，肾癌是多基因、多因素、多步骤参与的疾病，不同个体之间的肿瘤细胞基因表达存在异质性。除了常规的手术治疗，肾癌的生物治疗中多靶点及免疫检查点抑制剂可阻断多条信号传导途径抑制肿瘤的生长，可能会成为肾癌生物治疗的发展方向。

（病例提供：陈祎飒　顾闻宇　上海市第十人民医院）

（点评专家：姚旭东　上海市第十人民医院）

参考文献

[1]Graham J，Bhindi B，Heng DYC.The evolving role of cytoreductive nephrectomy in metastatic renal cell carcinoma[J].Curr Opin Urol，2019，29（5）：507-512.

[2]Dilme RV，Rivas JG，Campi R，et al.Cytoreductive nephrectomy in the management of metastatic renal cell carcinoma：is there still a debate？[J].Curr Urol Rep，2021，22（11）：54.

[3]Schrodter S，Hakenberg OW，Manseck A，et al.Outcome of surgical treatment of isolated local recurrence after radical nephrectomy for renal cell carcinoma[J].J Urol，2002，167（4）：1630-1633.

[4]Yuan SM.Surgical treatment of renal cell carcinoma with inferior vena cava tumor thrombus[J].Surg Today，2022，52（8）：1125-1133.

[5]Hoeh B，Flammia RS，Hohenhorst L，et al.Effect of inferior vena cava tumor thrombus on overall survival in metastatic renal cell carcinoma patients treated with cytoreductive nephrectomy[J].Eur Urol Open Sci，2022，44：94-101.

[6]Golimbu M，Al-Askari S，Tessler A，et al.Aggressive treatment of metastatic renal cancer[J].J Urol，1986，136（4）：805-807.

[7]Hatcher PA，Anderson EE，Paulson DF，et al.Surgical management and prognosis of renal cell carcinoma invading the vena cava[J].J Urol，1991，145（1）：20-23.

[8]Quhal F，Mori K，Bruchbacher A，et al.First-line immunotherapy-based combinations for metastatic renal cell carcinoma : a systematic review and network meta-analysis[J].Eur Urol Oncol，2021，4（5）：755-765.

[9]Rini BI，Battle D，Figlin RA，et al.The society for immunotherapy of cancer consensus statement on immunotherapy for the treatment of advanced renal cell carcinoma（RCC）[J].J Immunother Cancer，2019，7（1）：354.

[10]Robson CJ.Radical nephrectomy for renal cell carcinoma[J].J Urol，1963，89 : 37-42.

病例 27　早期小肾癌行腹腔镜下保留肾单位手术

一、病历摘要

（一）病史介绍

一般资料：患者男性，58 岁，因"右侧腰腹部疼痛 2 周余，发现左肾占位 1 周"入院。

现病史：患者于 2 周前无明显诱因突然出现右侧腰部疼痛，以胀痛为主，呈阵发性加重，无明显恶心、呕吐，无发热、黄疸、腹泻、黑便及肉眼血尿。患者遂至当地医院就诊，腹部 CT 示：右侧输尿管肿瘤，左肾下极占位，MT？予以对症治疗后症状减轻。为进一步治疗左肾肿瘤，特来我院就诊，门诊拟"左肾恶性肿瘤"收住入院。患者自发病以来，神志清，精神、食欲、夜寐可，无肛门停止排气排便，体重无明显减轻。

既往史：既往有高血压、糖尿病病史，血压、血糖服用药物控制可，曾行腰椎手术，既往有青霉素过敏史。患者长期吸烟，每日 1 包。

（二）体格检查

双侧肾区无明显膨隆，右肾区无压痛、叩击痛（＋），左肾区无压痛、叩击痛，右侧输尿管走行区有压痛，左侧输尿管走行区无压痛，膀胱区无充盈、无压痛，尿道口无红肿。NRS 2 分，ECOG 评分 0 分。

（三）辅助检查

外院检查。①腹部 CT：右侧输尿管肿瘤，左肾下极占位，MT？②血常规、凝血功能、肝肾功能等检查基本正常；③胸部 X 片：未见明显异常；④心电图：窦性心律过缓伴频发房性期前收缩。

入院检查。CTU 检查示：左肾下极内侧肾实质内可见大小约 2.7 cm×3.0 cm×3.0 cm 的稍微低密度结节，局部突出于肾轮廓；病灶平扫 CT 值约 21 HU，增强后动静脉期病灶即有明显强化，最高处与肾皮质类似，CT 值约

189 HU；延迟扫描造影剂明显退出，强化程度低于肾实质，局部肾脏皮髓质交界被破坏。右肾大小、形态正常，密度均匀，增强后未见明显异常强化。两侧肾盂、肾盏、输尿管通畅，未见明显充盈缺损征象。膀胱充盈佳，形态正常，膀胱壁、腔内未见明显异常征象（病例 27 图 1）。

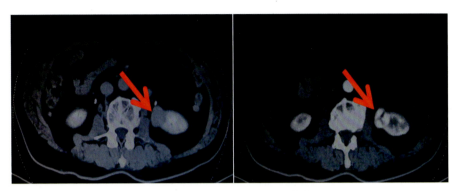

病例 27 图 1　泌尿系 CTU 检查

（四）初步诊断

结合患者现病史、体征和影像学检查，临床诊断考虑为：①左肾恶性肿瘤；②右侧输尿管结石；③高血压 2 级（中危组）；④ 2 型糖尿病。参考肾 CT 与 CTU 影像学结果，T 分期为 T_{1a}。

（五）治疗经过

经过 MDT 讨论，专家一致认为患者目前为左肾下极肾恶性肿瘤，临床分期为 $T_1N_0M_0$。参照 2020 版 EAU 肾脏肿瘤诊治指南，决定选择腹腔镜肾部分切除术作为首选治疗方案。鉴于患者心电图示窦性心律过缓伴频发房性期前收缩，建议术前行临时起搏器植入，再考虑手术切除左肾下极肿瘤。邀请心内科医师会诊后于 DSA 机房行临时起搏器植入术。排除禁忌证后行腹腔镜下肾部分切除术，手术顺利。

术后病理示左肾透明细胞性肾细胞癌，Ⅰ级。游离脂肪未见肿瘤累及。免疫组化结果：肿瘤细胞 CK（+），EMA（+），CAM5.2（+）VIM（+），CK7（−），CD10（+），CK8/18（+），p53（+），S100（−），HMB45（−），E-cadherin（+），Melan-A（−），CAIX（+），CD34（血管+），RCC（+），PAX-8（+），Ki-67（1%+）。

术后切口愈合佳，顺利出院。术后 3 个月复查至今，未发现复发迹象。

二、病例讨论

1. 该患者因右侧腰部疼痛检查发现左侧肾脏下极占位，影像学示左肾恶性肿瘤可能。肾脏占位如何区分是良性和恶性肿瘤？

该病例因右侧输尿管结石引起的腰痛行检查时偶然发现左侧肾脏下极占位，肿瘤最大径小于 4 cm，临床诊断为 T_{1a} 期。在临床上，早期肾癌往往缺乏特异性的症状体征，患者多在体检时发现异常影像或体征而就诊。鉴别肾脏占位的性质，主要依据病史及影像学资料。随着体检的逐渐普及，无症状肾癌的发现率逐年升高。局部进展期或晚期肾癌临床可出现无痛性肉眼血尿，多提示已侵入肾集合系统，出现腰部钝痛或隐痛多为肿瘤侵犯肾脏包膜牵拉引起，以及转移灶症状，如骨痛和持续性咳嗽，部分患者可表现为发热、血沉加快等副瘤综合征。

对于本病例位于肾下极且最大径为 3 cm 的肾癌病灶，临床上可以采取保留肾单位的肾部分切除术。因此，早期肾癌准确诊断，对患者来说有重要的意义。但早期肾癌缺乏典型症状，故其诊断主要依赖于影像学检查。而 CT 平扫和增强是目前诊断肾癌最可靠的影像学方法，能显示肿瘤的大小、位置与邻近器官的情况等，具有准确率高的优点[1-2]。多层螺旋 CT 增强扫描时，肿瘤内部可呈现出不均匀强化。实质期随着肾皮质和髓质内对比剂的填充，肾实质内呈现出明显均匀强化。而肿瘤在皮质期后强化开始快速下降，表现为"快进快退"的强化特点。这一特点是肾癌的一个主要特征，为肾癌的诊断提供一个重要参考依据。对于造影剂过敏、妊娠患者，可选择增强 MRI 代替增强 CT。增强 MRI 扫描皮质期呈明显均匀及不均匀强化，实质期及肾盂期强化程度快速减低，呈"快进快出"表现。而增强 MRI 在诊断囊性肾癌和鉴别诊断肾血管平滑肌脂肪瘤敏感性和特异性高于增强 CT[3]。增强 MRI 评价静脉受累及其程度具有一定优势，对下腔静脉癌栓敏感性为 86% ～ 94%，特异性为 75% ～ 100%。

2. 该病例肿瘤位于左肾下极内侧肾实质内，大小约 2.7 cm×3.0 cm×3.0 cm，治疗原则是什么？

外科手术是治疗局限性肾癌的标准治疗方案。对于本病例位于肾下极且最大径为 3 cm 的肾癌病灶，临床上根据指南推荐可以选择实施保留肾组织的肾部分切除术。目前的研究证据表明，对于 T_1 期肾癌患者，保留肾单位手术的总体生存率等同于根治性肾切除术。根据 2020 版 EAU 指南推荐，肿瘤分期为 T_{1a} 期时，强烈推荐保留肾单位的肾部分切除术，T_{1b} 期推荐根据肿瘤大小位置选择根治性肾切除术还是保留肾单位的肾部分切除术 [4-5]。手术方式可以选择开放手术、腹腔镜及机器人辅助的手术方式，这主要根据术者经验决定。一项回顾性倾向评分匹配研究显示，比较了开放式、腹腔镜和机器人辅助的肾部分切除手术方式，中位随访时间为 5 年，发现局部复发率、远处转移率和癌症相关死亡率相似。而腹腔镜和机器人辅助的手术方式相较于开放性手术具有更短住院时间和更少出血量的优势。对于不适合开放性外科手术者、需尽可能保留肾单位者、有全身麻醉禁忌者、有严重合并症、肾功能不全、遗传性肾癌、双肾肾癌、肿瘤最大径＜ 4 cm 且位于肾周边的早期肾癌患者，可选择射频消融、冷冻消融、高强度聚焦超声治疗，但治疗前应穿刺活检明确肾癌诊断 [6-9]。针对部分严重合并症或预期寿命比较短的高龄早期肾癌患者（＞ 75 岁）可采用积极监测手段。

三、专家点评

在临床上，早期肾癌往往缺乏特异性的症状体征，患者多在体检时发现异常影像就诊。鉴别肾脏占位的性质，主要依据影像学资料。该病例因右侧输尿管结石引起的腰痛行检查时发现左侧肾脏下极占位，CTU 检查结果明确肿瘤最大径小于 4 cm，临床诊断为 T_{1a} 期。目前的研究证据表明，对于 T_1 期肾癌患者，保留肾单位手术的总体生存率等同于根治性肾切除术。根据 2021 版 EAU 指南推荐，肿瘤分期 T_1 期的早期肾癌推荐实施保留肾单位的肾部分切除术。手术方式可以选择开放手术、腹腔镜及机器人辅助的手术方式，这主要根据手术者的经验决定，三种手术方式的局部复发率、远处转移率和癌症相关死亡率无显著差异。

（病例提供：毛士玉　张俊峰　上海市第十人民医院）

（点评专家：耿　江　上海市第十人民医院）

参考文献

[1]O'Connor SD，Silverman SG，Cochon LR，et al.Renal cancer at unenhanced CT：imaging features，detection rates，and outcomes[J].Abdom Radiol（NY），2018，43（7）：1756−1763.

[2]Abou Elkassem AM，Lo SS，Gunn AJ，et al.Role of imaging in renal cell carcinoma：a multidisciplinary perspective[J].Radiographics，2021，41（5）：1387−1407.

[3]Hötker AM，Karlo CA，Zheng J，et al.Clear cell renal cell carcinoma：associations between CT features and patient survival[J].AJR Am J Roentgenol，2016，206（5）：1023−1030.

[4]Tran MGB，Aben KKH，Werkhoven E，et al.British association of urological surgeons.Guideline adherence for the surgical treatment of T_1 renal tumours correlates with hospital volume：an analysis from the british association of urological surgeons nephrectomy audit[J].BJU Int，2020，125（1）：73−81.

[5]Ljungberg B，Albiges L，Abu−Ghanem Y，et al.European association of urology guidelines on renal cell carcinoma：the 2022 update[J].Eur Urol，2022，82（4）：399−410.

[6]Ziglioli F，De Filippo M，Cavalieri DM，et al.Percutaneous radiofrequency ablation（RFA）in renal cancer.How to manage challenging masses.A narrative review[J].Acta Biomed，2022，93（5）：e2022220.

[7]Petros FG，Matin SF.Cryoablation for cT_{1b} renal tumors？ Yet To Be Determined[J].Eur Urol，2017，71（1）：118−119.

[8]Al−Bataineh O，Jenne J，Huber P.Clinical and future applications of high intensity focused ultrasound in cancer[J].Cancer Treat Rev，2012，38（5）：346−353.

[9]Ginsburg KB，Johnson K，Moldovan T，et al.Michigan urological surgery improvement collaborative.A statewide quality improvement collaborative's adherence to the 2017 American urological association guidelines regarding initial evaluation of patients with clinical T_1 renal masses[J].Urology，2021，158：117−124.